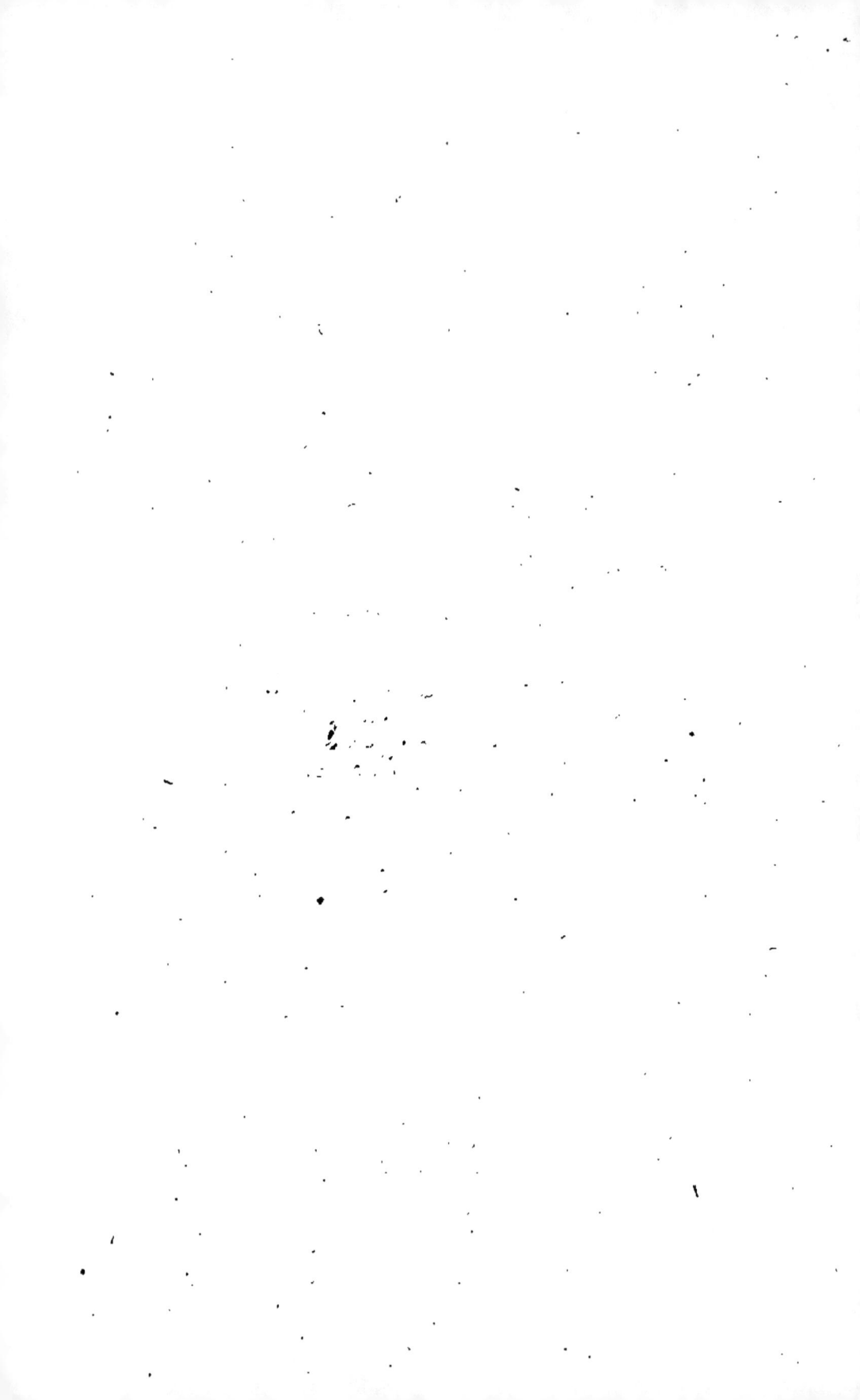

49
A

T. 3608.
Nota.

LA

CHIRURGIE

SANS CHIRURGIENS.

NOUVEAU TRAITEMENT

DES

SCROFULES (1)

(ÉCROUELLES OU HUMEURS FROIDES),

Et guérison radicale de cette Maladie par l'emploi du *Carbonate de Barium ;*

Méthode présentée et reçue à l'Académie Royale de Médecine, et employée sur plus de 1200 malades.

PAR LE DOCTEUR CHAPONNIER.

Quatrième édition. Prix : 2 fr , avec une lettre adressée à l'Institut , contre l'iode et le traitement du docteur Lugol.

Se vend chez l'AUTEUR. rue de Cléry, n° 16, et BINET, éditeur, rue Aubry-le-Boucher, n° 33.

---

(1) Nous croyons rendre service à nos lecteurs en leur annonçant un ouvrage qui fait connaître l'une des découvertes les plus importantes qui aient été faites en médecine depuis longtems.　　　　　(*Note de l'éditeur.*)

LA

CHIRURGIE

SANS CHIRURGIENS,

Indiquant *au Peuple* les premiers secours à porter au début de toute
les Maladies, et dans tous les cas d'Evanouissement ; Attaques de
nerfs : Convulsions ; Apoplexie ; Paralysie ; Chute : Contusions ; Entorse et Luxation ; Fractures : Ecrasement ; Plaies ; Hémorragie ,
Brûlure ; Descente ou Effort ; Ecoulement des règles arrêté : Vomissement ; Coliques ; Accouchement ; Enfans qui naissent sans
donner signes de vie ; Croup ; Petite-Vérole ; Mort apparente ,
causée par l'ivresse ou par le froid ; Empoisonnemens : Corps ar-
rêtés dans le gosier ; Piqûre et Morsure des animaux venimeux et
enragés ; les secours à porter aux Noyés et aux Asphyxiés ; suivie
de la liste des choses qui y sont relatives, et que l'on doit avoir
chez soi ; d'un Supplément qui indique *le moyen de se préserver.
de la Maladie vénérienne*, les signes qui la font connaître chez les
adultes et chez les enfans, et ce qu'il faut faire pour la traiter à
son début : et terminé par une instruction contre le *Choléra-
Morbus*, prescrivant ce qu'il faut faire pour s'en garantir, et pour
le traiter aussitôt qu'il se déclare.

PAR LE DOCTEUR CHAPONNIER,

Chirurgien-Accoucheur, Médecin de la Faculté de Paris, Démons-
trateur d'anatomie à l'usage des peintres, professeur de physio-
logie, Membre correspondant de l'Académie Royale de Rouen, et
de plusieurs Sociétés savantes, etc., et Auteur d'un nouveau Traitement des Maladies scrofuleuses. qui a été présenté et reçu à
l'Académie Royale de Médecine, et qui se vend chez lui rue de
Cléry, n. 16.

DEUXIÈME ÉDITION.

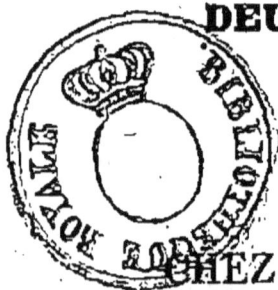

—◦—

PARIS

CHEZ BINET, ÉDITEUR,
Rue Aubry-le-Boucher, n° 33.

1832

IMPRIMERIE DE GOETSCHY FILS ET COMPAGNIE,
Rue Louis-le-Grand, N° 35.

AVERTISSEMENT

DE

L'AUTEUR.

En publiant cet ouvrage je n'ai eu pour but que de rendre service à l'humanité, et d'apprendre aux gens étrangers à l'art de guérir, ce qu'ils doivent faire pour porter secours aux malades. Dans cette intention, j'ai tâché que les explications fussent très-claires, et j'ai eu soin d'écarter tous les termes de la science, afin qu'il suffise de savoir lire pour comprendre ce que ce livre contient.

Son titre de *Chirurgie sans chirurgiens*, ne veut pas dire qu'en le

1.

lisant on pourra se passer de chirurgiens; il indique seulement que,
lorsqu'il n'y aura point de chirurgiens pour secourir un malade, on
pourra soi-même, en faisant ce que
ce livre prescrit pour tous les cas de
maladies, remplacer le chirurgien, et
porter au malade les premiers secours que son état reclame, en attendant qu'on ait fait venir un homme
de l'art. Il existe déjà beaucoup
d'ouvrages de médecine destinés au
peuple; mais tous ces livres ont été
faits pour apprendre à se traiter entièrement sans médecins; et quoiqu'écrits par des hommes d'un mé-
rite fort recommandable, ils n'ont
jamais rempli la tâche que leurs
auteurs s'étaient proposée : ceux qui
ont lu ces ouvrages n'y ont acquis

que la crainte d'avoir toutes les maladies qu'ils voyaient décrites sans en savoir assez pour en guérir aucune.

Il est donc bien prouvé que *le peuple*, malgré tous les livres de médecine mis à sa portée, ne pourra jamais se traiter et se guérir *sans médecins*, et bien moins encore *sans chirurgiens*.

Dans les grandes villes, les chirurgiens ne sont pas rares; mais dans les campagnes, on est souvent obligé d'aller à des distances très-éloignées pour en avoir un; et dans bien des cas qui nécessitent les plus prompts secours (tel, par exemple, que le Choléra-Morbus), ce retard peut causer la mort du malade. Dans d'autres circonstances, des remèdes

mal administrés peuvent aggraver les
accidens, et rendre celui que l'on
veut secourir victime du zèle des as-
sistans. C'est donc pour remédier à
ces inconvéniens que j'offre au public
la seconde édition de *la Chirurgie
sans chirurgiens*. Ce livre (que l'on
doit avoir toujours dans la poche),
en indiquant au peuple *les premiers
secours* à porter dans tous les cas de
maladies, apprend ce qu'il convient
de faire, et met à la portée de tout
le monde les moyens à employer sur-
le-champ, en attendant qu'un chirurgien puisse voir le malade. Et
comme le succès de la guérison, et la
vie même, dépendent souvent des
premiers secours, je crois qu'en les
faisant connaître au peuple, c'est le
service le plus utile qu'on puisse lui

rendre dans un ouvrage de médecine.

J'ai fait imprimer ce livre dans un format portatif, et il se vend un prix très-modique, afin que toutes les classes de la société puissent se le procurer.

Enfin, dans le choix des moyens de secours, et de substances médicamenteuses, employés dans cet ouvrage, j'ai indiqué les plus simples, les plus faciles à se procurer, et surtout *les moins chers*.

Puisse ce livre sauver la vie à un seul individu, et je serai assez récompensé de l'avoir fait!

Le succès de la première édition de cet ouvrage, a prouvé son utilité.

TABLE

DES MATIÈRES.

CHAPITRE X.

CHAPITRE XI.

CHAPITRE XII.

SUPPLÉMENT

LA
CHIRURGIE
SANS CHIRURGIENS.

CHAPITRE PREMIER.

Règles applicables à tous les âges, à tous les sexes et à tous les tempéramens, au début de toutes les maladies.

Dès l'instant qu'on se sent malade, et que l'on a la *fièvre*, il faut garder le repos, ne rien manger, ne pas même prendre du bouillon; boire une tisane rafraîchissante, telle que de la limonade, ou de l'eau

2.

d'orge miellée, et prendre des lavemens d'eau chaude : on suivra ce traitement jusqu'à ce qu'on ait fait venir un médecin. Il n'existe pas une maladie à laquelle ces moyens-là puissent nuir, et il en est beaucoup que ce seul traitement peut guérir.

CHAPITRE II.

Evanouissement.

On donne le nom d'*évanouissement* à la perte subite du mouvement et de la connaissance.

Quand une personne est dans cet état, il faut l'exposer au grand air, la maintenir assise, desserrer ses vêtemens, ne rien lui faire avaler; mettre sous son nez un flacon dans lequel il y aura du fort vinaigre ou de l'alcali volatil, et lui jeter de l'eau froide au visage.

Si c'était une femme, et qu'elle se trouvât avoir ses règles, il ne faudrait pas que cette circonstance empêchât de lui jeter de l'eau froide au visage, attendu que, toutes les fois qu'il y a évanouissement, l'écoulement des règles s'arrête, et qu'il ne reprend son cours que lorsque la personne évanouie reprend ses sens.

CHAPITRE III.

Attaques de nerfs.

Les attaques de nerfs sont une maladie plus commune chez les femmes que chez les hommes, et qui ne nécessite d'autres secours que d'éviter, pendant la crise, que la personne puisse se blesser en se débattant, et de lui faire boire, par gorgées, le mélange d'une partie d'eau de fleurs d'orange et de deux parties d'eau sucrée.

Convulsions.

Le convulsions ont lieu fréquemment chez les enfans, et quelquefois les crises sont assez fortes pour qu'ils meurent dans un accès. Les causes qui produisent les convulsions chez les enfans sont, le plus souvent, *le froid, la constipation, la pousse des dents*, et quelquefois *l'empoisonnement*, lorsque les enfans ont mangé des substances malfaisantes.

Convulsions causées par le froid.

Lorsque les convulsions dépendent du froid, on doit mettre l'enfant dans un bain tiède, et on doit l'y laisser pendant un quart d'heure. On renouvellera ce bain de deux heures en deux heures. De plus, on lui fera boire, de demi-heure en demi-heure, une cuillerée à bouche d'un mélange de vingt gouttes d'éther sulfurique dans un demi-verre d'eau sucrée.

Convulsions causées par la constipation.

Si l'enfant n'a pas évacué depuis plusieurs jours, on doit présumer que la constipation est la cause des convulsions; alors il faut donner au petit malade un lavement d'eau chaude, dans laquelle on met une cuillerée à bouche de miel, et autant d'huile d'olive ; on lui fera boire, de deux heures en deux heures, jusqu'à ce qu'il évacue, une once de sirop de chicorée composé.

Convulsions causées par la pousse des dents.

Quand la pousse des dents est la cause des convulsions, et que l'enfant a le visage très-rouge, les yeux saillans, et qu'il est assoupi dans l'intervalle des attaques, il faut lui mettre deux sangsues derrière chaque oreille, et autant à chaque tempe; lui donner des lavemens d'eau chaude, et lui mettre les pieds dans de l'eau chaude, à laquelle on ajoutera une poignée de farine de moutarde : on l'y laissera pendant un quart-d'heure.

Convulsions causées par l'empoisonnement.

Lorsque les convulsions sont la suite de l'empoisonnement, il faut administrer le traitement indiqué au chapitre des *Empoisonnemens.*

Haut mal, mal caduc, épilepsie.

L'attaque d'épilepsie s'annonce par la privation subite de tout sentiment; le malade tombe avec de violents mouvemens convulsifs; presque toujours il écume. L'accès de cette maladie étant très-violent, et donnant beaucoup de force au malade, on ne doit avoir pour but que de l'empêcher de se blesser en se débattant. Pour y parvenir, il faut s'emparer de ses bras, de ses jambes, lui soutenir la tête, le placer sur un lit ou sur l'herbe; mais ne rien lui faire avaler tant que la crise durera. Dès que l'accès sera passé, on fera boire au malade vingt gouttes d'éther sulfurique dans un demi-verre d'eau sucrée; ensuite on le mettra dans un bain tiède, où il restera pendant une heure.

Tétanos.

Le tétanos est une contraction convul-

sive du corps, dans laquelle il reste courbé
en avant ou en arrière, ou sur le côté
droit ou sur le côté gauche, sans qu'on
puisse le redresser.

Quelquefois aussi le tétanos n'a lieu
qu'aux mâchoires, qu'il ressert avec tant
de force, qu'on ne peut plus ouvrir la
bouche. Dans ce cas, il prend le nom de
trisme ou *trismus*.

Le tétanos est une maladie très-grave,
et les moyens de le guérir étant encore
peu connus, et dépendant souvent de la
cause ou du climat, le mieux à faire, dès
que le tétanos se déclare, est de mettre le
malade dans un bain tiède, et de l'y laisser jusqu'à ce qu'un médecin soit appelé,
ce qu'on ne saurait faire trop promptement.

CHAPITRE IV.

Apoplexie sanguine et séreuse.

Les signes de l'apoplexie sont : la privation subite du mouvement et du sentiment; le malade a toutes les apparences de la mort, quoique le cœur batte encore, et que la respiration ne soit pas interrompue.

Dans l'apoplexie *sanguine*, le visage est coloré, les veines grosses, les yeux à demi ouverts, et sortant de leur orbite; le pouls est très-fort.

Dans l'apoplexie *séreuse*, le visage est

moins rougé, quelquefois pâle, et le pouls moins fort. Du reste, les autres signes sont à-peu-près les mêmes.

Il convient donc, dans l'apoplexie sanguine comme dans l'apoplexie séreuse, de se conduire de la manière suivante :

Dès qu'une personne tombe en apoplexie, il faut dénouer tous ses vêtemens, et ôter ceux qui pourraient gêner la respiration; l'asseoir de manière à ce que sa tête soit élevée et ses jambes pendantes; lui mouiller la tête avec de l'eau très-froide, dans laquelle on mettra fondre, s'il est possible, de la neige ou de la glace; lui appliquer quarante sangsues autour du cou, et en même tems vingt sur chaque coude-pied; dès que les sangsues seront tombées, on mettra les pieds, pendant

une heure, dans de l'eau chaude ; quand
le malade pourra boire, on lui fera prendre
une infusion légère de thé.

CHAPITRE V.

Paralysie.

La paralysie est la perte du sentiment et du mouvement, ou seulement de l'une de ces deux fonctions, dans une ou plusieurs parties du corps, et quelquefois dans sa totalité.

Paralysie générale.

La paralysie générale, c'est-à-dire celle de tout le corps, étant presque toujours la suite de l'apoplexie, *voyez*, pour ce qu'il faut faire, le chapitre qui traite de *l'apoplexie.*

Paralysie de la langue.

La paralysie affecte souvent la langue; et comme sans cet organe nous ne pouvons plus communiquer avec les personnes qui nous entourent, on ne saurait lui rendre trop promptement ses facultés.

Il faut donc, dès qu'on s'aperçoit que la langue est paralysée, détremper une cuillerée à bouche de farine de moutarde dans un demi-verre d'eau-de-vie, et se gargariser avec ce mélange, de quart-d'heure en quart-d'heure.

Prendre des lavemens d'eau chaude, et mettre, dans chaque lavement, une cuillerée à bouche d'huile d'olive, et autant de miel.

Mettre, pendant vingt minutes, ses

pieds dans de l'eau chaude, où on aura détrempé une poignée de farine de moutarde.

Paralysie du cou.

Lorsque le cou est paralysé, la tête retombe sur la poitrine, sans qu'il soit possible au malade de la relever. Comme, dans ce cas, le passage de l'air pourrait être assez gêné pour empêcher la respiration, suffoquer le malade et causer sa mort, il faut, pour remédier à cet accident, coucher sur le dos la personne paralysée, et lui maintenir la tête, sans l'élever, de manière à ce qu'elle ne puisse rouler ni à droite ni à gauche. Avoir soin, pour faire avaler quelque chose au malade, de le lever sur son séant, et de lui tenir la tête droite, en mettant une main sous son menton, et l'autre derrière sa tête.

Paralysie de la moitié du corps et des jambes.

La paralysie de la moitié du corps ou des jambes ne nécessite aucun prompt secours.

(34)

CHAPITRE VI.

Chutes sur la tête, sur les pieds, sur le ventre,
sur le dos.

Il arrive souvent qu'après une chute,
l'individu qui est tombé reste sans connaissance, et que l'évanouissement se prolonge
plusieurs heures, et même quelquefois
plusieurs jours. Comme cet état peut aggraver les accidens, il convient de le faire
cesser le plus promptement possible.

Pour y parvenir, on étendra sur le dos
la personne qui vient de faire une chute,
et qui est sans connaissance ; on lui fera
respirer du vinaigre, on lui en frottera les
tempes, le creux de l'estomac et le côté du

cœur; on lui en jettera au visage. Si ces moyens ne suffisent pas, on mettra le malade dans un bain tiède; et pendant qu'il y sera, on continuera à lui faire respirer du vinaigre, et à lui en mouiller les tempes. On aura soin que l'eau de la baignoire ne monte pas plus haut que le creux de l'estomac. On appliquera dix sangsues derrière chaque oreille.

Dès que la personne aura repris ses sens, si elle a quelques contusions, on les pansera comme il est indiqué au chapitre suivant.

CHAPITRE VII.

Contusions à la tête et aux autres parties du corps.

On donne le nom de *contusions* ou *meurtrissures*, au résultat d'un coup reçu sur une partie du corps, soit par une chute, soit de toute autre manière.

- La tête, par sa situation et par la résistance qu'elle offre, a plus souvent des contusions que les autres parties du corps.

En général, les contusions ne sont dangereuses qu'en raison de la force du coup qui les a faites, et suivant la partie sur laquelle il a été porté : telle que l'œil, l'oreille, le ventre, les testicules, le genou, le coude, où sur l'épaule, à l'endroit où le bras vient s'y attacher.

Dans tous les cas, qui ne diffèrent entre eux que du plus au moins, il faudra se conduire de la manière suivante :

On trempera dans du fort vinaigre, ou de l'extrait de Saturne, des compresses pliées en plusieurs doubles, et on les appliquera sur l'endroit de la contusion ; on les mouillera de vinaigre de tems en tems, afin qu'elles ne sèchent pas, pendant l'espace de huit à dix heures. Si, après ce tems, la partie contuse est douloureuse, rouge et enflée, il faudra ôter les compresses de vinaigre, et mettre de dix à trente sangsues, posées en couronne autour de l'endroit qui a reçu le coup ; dès que les sangsues seront tombées, on les

remplacera par un large et épais cataplasme de farine de graine de lin détrempée avec de l'eau chaude, et appliqué le
plus chaud qu'on pourra le supporter.

Dans le cas où, après avoir ôté les
compresses de vinaigre, l'endroit de la
contusion ne serait ni rouge ni enflé , on
y appliquerait d'autres compresses trempées dans de l'eau-de-vie, et on en continuerait l'usage pendant deux à trois
jours.

CHAPITRE VIII.

Entorse et luxation.

On donne vulgairement le nom d'*en-torse* à la foulure du pied; mais le poignet, le coude et le genou peuvent éprouver le même accident, et alors cette maladie se désigne par *entorse du poignet, du coude,* etc.

On reconnaît qu'il y a eu entorse, lorsque la partie qui a été foulée conserve sa forme ordinaire, sauf l'enflure, et peut exécuter, quoiqu'avec douleur, les mouvemens qu'elle faisait avant l'accident.

Dès qu'une entorse vient d'avoir lieu,

il faut, le plus tôt possible, mettre la partie foulée dans de l'eau très - froide, où l'on fera fondre, si l'on peut, de la neige ou de la glace, et que l'on renouvellera de demi-heure en demi-heure, pendant deux heures. Après ce tems, on retirera le membre de l'eau, et on recouvrira la place de la foulure avec des compresses trempées dans du vinaigre ou de l'extrait de Saturne, et on les laissera l'espace de quatre heures, en ayant soin de les mouiller de tems en tems avec le liquide dans lequel on les aura trempées. Lorsque l'entorse a lieu au genou, comme il n'est pas facile de le mettre dans l'eau, il faut entourer la partie malade d'une serviette pliée en plusieurs doubles, et trempée et arrosée, comme les compresses, avec du vinaigre, de l'extrait de Saturne ou de l'eau à la glace.

Si, au bout de six heures de l'emploi de ces moyens, le lieu de l'entorse était enflé, rouge, et quelquefois violet ou noir, il faudrait y appliquer de dix à trente sangsues, suivant le volume du gonflement; et après la chute des sangsues, recouvrir le tout d'un cataplasme de farine de graine de lin détrempée avec de l'eau chaude.

Luxation.

La luxation ne diffère de l'entorse que par le déplacement des os qui a été assez grand pour qu'ils ne puissent plus rentrer à leur place sans le secours de l'art.

4.

Luxation de la mâchoire inférieure.

La mâchoire inférieure peut être luxée toutes les fois que la bouche s'ouvre au-delà des limites naturelles, comme par les bâillemens, les efforts du vomissement, une chute, un coup porté sur le menton, etc

Lorsque la luxation de la mâchoire inférieure a lieu, la bouche reste ouverte sans que le malade puisse la fermer. Il faut bien se garder, dans ce cas, de donner des coups de poing sous le menton, dans l'espoir de faire rentrer les os à leur place. Ce moyen, que l'on a mis quelquefois en usage, peut briser les os de la mâchoire, et avoir les suites les plus graves.

Pour remettre la mâchoire inférieure luxée, on fera asseoir le malade ; une personne se placera derrière lui, et lui tiendra la tête bien appuyée sur la poitrine ; une autre personne, debout devant lui, saisira la mâchoire inférieure avec les deux mains, en plaçant les pouces (1) de chaque main sur les dents du fond, et les doigts sur les parties extérieures de la mâchoire, puis appuyant fortement en bas et en arrière, elle fera rentrer l'os à sa place.

On reconnaît qu'il y est lorsque la mâchoire a repris sa forme ordinaire, et

_____

(1) Il faut avoir la précaution d'entourer ses pouces avec un peu de linge, pour empêcher qu'ils ne soient blessés par les dents.

qu'elle peut s'ouvrir et se fermer comme elle le faisait avant l'accident.

Luxation des membres.

Toutes les articulations peuvent être luxées, mais la luxation la plus fréquente est celle de l'articulation du bras avec l'épaule, et du pied avec la jambe.

On reconnaît qu'il y a luxation toutes les fois que la partie qui en est le siége n'a plus la forme qu'elle avait avant l'accident, et qu'elle ne peut plus exécuter les mouvemens qu'elle faisait précédemment. Ajoutez à ces signes l'enflure et la douleur, qui sont toujours plus consirables que dans l'entorse.

Lorsqu'une luxation vient d'avoir lieu, il faut bien se garder d'agiter le membre

malade, comme on l'a pratiqué quelquefois, dans l'espoir de le faire rentrer
à sa place. Cette manœuvre, fort dangereuse, loin de remédier à l'accident,
ne peut que l'aggraver. Il faut, au contraire, éviter de remuer la partie où il y
a luxation; et, à cet effet, on coupera
les vêtemens, afin de les ôter sans effort.
Lorsqu'on aura mis à nu le membre luxé,
on se conduira comme pour l'entorse,
c'est-à-dire qu'on recouvrira toute l'articulation malade de compresses trempées
et arrosées, de tems en tems, de vinaigre ou d'extrait de Saturne, jusqu'à
ce qu'un chirurgien soit arrivé auprès du
malade.

CHAPITRE IX.

Fractures.

Toutes les fois qu'un os est fendu, cassé dans une de ses parties, ou rompu dans la longueur, on nomme cela *fracture*.

Fracture des os de la tête.

La fracture des os de la tête qui forment le crâne ne pouvant être traitée que par un chirurgien, les premiers secours à porter ne doivent avoir pour but que de remédier aux accidens qui sont la suite du coup qui a causé la fracture, tels que *l'évanouissement, l'hémorragie* et *la contusion.*

Fracture du nez.

Les os du nez peuvent être fracturés par une chute sur la face, ou par un coup porté sur la figure. On reconnaît aisément cette fracture à la forme du nez, qui, de saillant qu'il était, devient plat et renforcé. Comme il est fort essentiel que le nez ne reste pas dans cet état, et que quelquefois l'enflure, qui survient promptement, empêche de pouvoir y porter remède à tems, il faut, aussitôt que la fracture du nez vient d'avoir lieu, prendre une plume à écrire qui n'ait pas été taillée, et dont le bout soit bien uni, ou tout autre corps dur et poli qui ait la même forme; tremper cette plume, par le bout qui n'a pas de barbe, dans de l'huile, du beurre, ou un corps gras quelconque, et l'introduire dans le nez, perpendiculairement, jusqu'à la hauteur de l'endroit enfoncé; alors, en poussant doucement en haut et en avant, on fera ressortir la partie aplatie, de manière à rendre au nez la forme qu'il avait avant l'accident, comme on ferait à un gobelet d'étain qui aurait une bosse en dedans, et que l'on voudrait redresser.

Dès qu'on sera parvenu à rendre au nez fracturé sa forme ordinaire, on le recouvrira de compresses trempées dans de l'extrait de Saturne.

Fracture de la mâchoire inférieure.

On donne le nom de *mâchoire inférieure* à l'os qui forme le menton et le bas du visage jusqu'à l'oreille, de chaque côté.

Cet os n'est jamais fracturé que par un coup violent porté sur la mâchoire: la fracture en est donc toujours accompagnée de contusions plus ou moins considérables, qu'il faudra panser comme toutes les *contusions*.

De plus, pour empêcher l'écartement de l'os fracturé, il faudra faire passer sous le menton une serviette ou un mouchoir, que l'on nouera sur la tête, assez fortement pour que le malade ne puisse pas ouvrir la bouche.

Fracture des côtes.

La fracture des côtes, du sternum, connu vulgairement sous le nom de *bréchet de l'estomac*, des vertèbres, dont la saillie

5

forme l'épine du dos, et des omoplates, sont en général très-difficiles à reconnaître; mais comme ces fractures sont toujours le résultat d'une forte pression ou d'un coup violent, on doit les traiter comme les *contusions*; avoir soin, en outre, d'ôter tous les vêtemens qui pourraient serrer le corps du malade, et de poser les compresses sur les endroits douloureux, sans les y fixer, comme on le fait dans d'autres cas, par des bandes ou des épingles, afin qu'aucune pression n'ait lieu autour de la poitrine.

Fracture des os des hanches.

Les os qui forment les hanches ne peuvent être fracturés que par un coup violent, ou par une pression qui aurait lieu

si le corps , par exemple , était serré entre
un mur et la roue d'une voiture ; et dans
ce cas, le traitement doit être le même
que pour les *contusions* : lequel traitement
sera encore appliqué aux fractures du sacrum et du coccix.

(Le *sacrum* est un os qui commence à
la fin de l'épine du dos , et le *coccix* en est
un autre qui prolonge le sacrum jusqu'à
l'anus.)

Fracture de la clavicule.

La clavicule est un os contourné comme
un S, et qui prend de chaque côté à la
pointe de l'épaule, et vient se terminer
au bas du cou ; chez les personnes maigres,
ce sont les clavicules qui forment ce que
l'on appelle les *sallières.*

Les causes de la fracture de la clavicule sont toujours une chute sur le moignon de l'épaule, sur le coude, ou sur la paume de la main , ou un coup porté entre la pointe de l'épaule et le cou.

Les signes les plus sensibles qui peuvent faire reconnaître la fracture de la clavicule, sont l'abaissement de l'épaule, du côté fracturé ; le bras est pendant sur le côté du corps, et la main tournée en dedans ; le malade ne peut lever le bras et le porter en avant; le plus léger mouvement du bras cause de vives douleurs ; et en passant la main sur la clavicule, on sent l'endroit où l'os est rompu.

Lorsque la clavicule est fracturée à son extrémité du côté du bras, il est quelquefois très-difficile d'en reconnaître la

fracture. Dans ce cas , si la douleur qu'é-
prouve le malade , et la cause qui a agi
sur la clavicule , font présumer qu'elle
peut être fracturée , il faudra se conduire
comme si l'on en avait la certitude , et
opérer de la manière suivante :

On déshabillera le malade jusqu'à la
ceinture ; on le fera asseoir sur un tabouret , ou tout autre siége qui n'ait pas
de dossier ; on placera sous son aisselle ,
du côté fracturé , un rouleau de linge
long d'un demi-pied , et deux fois gros
comme un manche à balai. Quand ce
rouleau sera sous l'aisselle , on rapprochera le bras près du corps , en le ployant
comme pour le mettre en écharpe , et
avec une grande serviette ou une nappe,
que l'on attachera autour du corps , et

5.

sur l'épaule du côté qui n'est pas fracturé, on fixera le bras de manière à ce que le coude touche la hanche, et qu'il reste dans cette position sans que le malade puisse le remuer.

On mettra ensuite, sur l'endroit de la clavicule qui a été fracturée, des compresses trempées dans du vinaigre ou de l'extrait de Saturne.

Fracture des membres.

La fracture des membres ayant toujours lieu en rompant les os dans leur longueur, il est facile de la reconnaître, au moment où elle vient d'être faite, par le changement remarquable du membre fracturé avec celui qui ne l'est pas, et par l'impossibilité de pouvoir lui faire exécuter les mouvemens qu'il faisait avant l'accident.

Dans tous les cas où ne reconnaissant point les signes d'une fracture, on ne saurait pas si elle a lieu, on devra toujours, pour secourir celui qui, par suite d'une chute ou de tout autre accident, croit avoir un membre cassé, prendre toutes les précautions pour ne pas remuer le membre malade, et, après l'avoir mis à nu, couvrir le lieu de la douleur de compresses trempées dans du vinaigre ou de l'extrait de Saturne, et arrosées de tems en tems, jusqu'à ce qu'un chirurgien ait décidé de l'état des choses et de ce qu'il convient de faire.

Si, au contraire, la fracture peut se reconnaître facilement aux signes que nous allons indiquer pour chaque partie, on se conduira alors comme il va être prescrit pour chaque fracture des membres.

Fracture des doigts de la main.

Les doigts de la main ne peuvent être fracturés que par une cause qui agisse directement sur les phalanges, telle qu'un coup de bâton, ou la main prise dans une porte, ou bien écrasée. Dans tous ces cas, les signes qui indiquent que la fracture existe sont la douleur, l'impossibilité de se servir des doigts fracturés, et la difformité qui en résulte toujours.

Lors donc qu'on verra qu'un doigt de la main a une ou plusieurs de ses phalanges fracturées, on prendra ce doigt par le bout, et on tirera doucement, afin de lui redonner la longueur et la direction

qu'il avait avant; puis on l'entourera d'une
petite bande de linge trempée dans de
l'eau-de-vie ou de l'extrait de Saturne; ensuite on placera en dessus et en dessous
du doigt malade un morceau de bois mince
ou de carton , ayant la largeur et la longueur du doigt, et que l'on assujettira par
de nouveaux tours de bande; enfin, on
rapprochera les deux doigts voisins de celui qui est fracturé, et, avec une autre
bande , on les fixera tous trois ensemble ;
par ce moyen, le doigt malade est soutenu
des quatre côtés, on ne peut faire aucun
mouvement qui puisse nuire à la guérison,
qui a lieu en vingt-cinq ou trente jours,
pendant lesquels on aura soin de tenir le
bras en écharpe.

Fracture des os de la main.

Les os de la main ne pouvant jamais être fracturés que par un coup très-violent ou par un écrasement, *voyez* pour ce qu'il faut faire, le chapitre qui traite de l'*écrasement*.

Fracture de l'avant-bras.

L'avant-bras commence au poignet et se termine au coude.

Lorsque l'avant-bras est fracturé, ce que l'on reconnaît facilement en voyant pendre le poignet, on doit couper tous les vêtemens qui entourent le bras cassé, coucher le malade sur le dos, et lui étendre le bras fracturé le long du corps, ayant soin de placer le dedans de la main en

dessus, le pouce en dehors, et par consé=
quent le dos de la main et le bras appuyés
sur le même plan que le dos du malade.
On entourera le bras de compresses trem=
pées dans de l'extrait de Saturne ou de
l'eau-de-vie; puis, pour maintenir le bras,
on placera, depuis le pli de la saignée jusqu'au creux de la main, et depuis le coude
jusqu'au dos de la main, deux morceaux
de latte ou de carton fort, large de trois
travers de doigts, que l'on fixera avec une
bande qui entourera le bras depuis le
coude jusqu'à la main.

Le bras sera mis en écharpe.

Fracture du coude.

L'extrémité de l'os de l'avant-bras qui
forme le coude peut être fracturée lors-

qu'en tombant cette partie reçoit l'effort de la chute.

Cette fracture se reconnaît à la douleur, par suite d'une chute sur le coude, et à la difficulté que le malade éprouve à étendre le bras, ce qu'il ne peut exécuter volontairement. Dans ce cas, on recouvrira le coude de compresses trempées dans de l'extrait de Saturne ou de l'eau-de-vie; on fixera ces compresses par quelques tours de bande, puis on placera sur le pli du bras que l'on nomme la *saignée*, une petite planchette large de deux ou trois travers de doigt, et longue à peu près d'un pied, que l'on assujettira avec plusieurs tours de bande, de manière à ce que le bras reste droit, et que le malade ne puisse pas ployer le coude.

Fracture du bras.

Le bras commence au coude et se termine à l'épaule; n'étant formé que d'un seul os, sa fracture est facile à reconnaître à la douleur, à la difformité, et à l'impossibilité qu'éprouve le malade de pouvoir s'en servir.

Dès qu'on est certain que le bras est cassé, il faut faire tenir le malade assis sur un tabouret ou tout autre siége qui n'ait pas de dossier; couper ses vêtemens pour les ôter; entourer le bras, à l'endroit fracturé, avec des compresses trempées dans l'extrait de Saturne ou l'eau-de-vie, et mettre le bras en écharpe, au moyen d'une grande serviette qui le tiendra fixé au long du corps du malade, le coude touchant la hanche, et l'avant-bras ployé et placé sur le ventre.

Fracture du pied.

La fracture du pied ou de ses doigts ne pouvant avoir lieu que par *écrasement*, nous renvoyons à ce chapitre.

Fracture de la jambe et de la cuisse.

La fracture de la jambe se reconnaît à la douleur, à l'impossibilité de pouvoir se tenir dessus, à l'inégalité de l'os de la jambe en passant la main dessus, et à la direction du pied, dont la pointe retombe en dedans ou en dehors lorsque le malade est assis ou couché sur le dos, et que la jambe est alongée.

La fracture de la cuisse se reconnaît de

même à la douleur, à la difformité, et à l'impossibilité qu'éprouve le malade de pouvoir lever la jambe, étant assis ou couché : le pied présente le même effet que dans la fracture de la jambe.

Dans tous les cas de fracture de la jambe ou de la cuisse, et même des deux à la fois, on se conduira de la manière suivante :

Si l'on porte la personne qui vient d'avoir la jambe ou la cuisse cassée, on aura soin de soutenir tout le membre fracturé, afin qu'il ne pende pas ; on couchera le malade sur un lit, ou toute autre chose, qui soit bien plat et un peu dur ; un lit de sangle ne convient pas, parce qu'il creuse trop dans le milieu. Pour ôter les bottes, bas, et autres vêtemens, on les coupera. Quand le mem-

bre cassé sera entièrement mis à nu , une
seule personne prendra le pied par le talon
d'une main et le coude-pied de l'autre , et
tirera doucement la jambe, jusqu'à ce que
le membre fracturé ait à peu près la longueur de celui qui ne l'est pas, ou celle qu'il
avait avant l'accident.

Dès que cet alongement est fait, la personne qui tient le pied ne le quittera pas ;
et pendant ce tems-là on mettra autour de
l'endroit de la fracture des compresses
trempées dans de l'extrait de Saturne ou de
l'eau-de-vie , ou du vinaigre ; puis on placera , de chaque côté du membre cassé ,
une planche ou tout autre objet plat et
ferme , large de trois à quatre travers de
doigts , et assez long pour aller depuis la
plante du pied jusqu'au haut de la cuisse.

Si la jambe seule était cassée, il ne serait pas nécessaire que ces planches allassent plus haut que le genou.

On fixera ces deux planches aux côtés du membre fracturé, par trois rubans, cordes ou autres choses que l'on placera autour des planches , en commençant par en nouer un au milieu , puis un autre à chaque extrémité.

Fracture de la rotule.

On nomme *rotule* l'os qui forme la pointe du genou.

Lorsque cet os est fracturé, ce qui n'arrive jamais que par suite d'une chute ou d'un coup sur le genou, on doit se conduire, pour y porter secours, comme dans un cas de *contusion* , ayant soin de maintenir la jambe allongée, et de ne point ployer le genou.

Fracture du col du fémur.

Col du fémur est le nom que l'on donne à la portion de l'os de la cuisse qui s'attache à la hanche.

Lorsqu'en faisant une chute on tombe sur la hanche, il arrive quelquefois que le col du fémur se casse; alors le malade ne peut plus se tenir sur sa cuisse, et cependant on ne voit point où est l'endroit fracturé, car toute la cuisse conserve sa forme ordinaire : seulement, la pointe du pied du membre fracturé retombe toujours en dehors ou en dedans, malgré la volonté du malade. A ce signe, qui est certain, et au raccourcissement du membre fracturé, ce que l'on voit facilement en le rapprochant de celui qui ne l'est pas, on reconnaîtra la fracture du col de fémur. Alors on fera coucher le malade; on couvrira de compresses trempées dans l'extrait de Saturne la partie de la hanche qui a reçu le coup; puis on placera, de chaque côté du pied du membre fracturé, une boîte à chauffrette, ou un petit banc, ou un pavé, ou tout autre corps assez haut et assez lourd pour pouvoir maintenir la pointe du pied en l'air, de façon à ce qu'elle ne puisse retomber ni d'un côté ni de l'autre.

Dans tous les cas où les fractures que nous venons d'indiquer seraient compliquées de plaies, d'hémorragies, ou autres accidens, on consulterait les chapitres qui traitent des *plaies, hémorragies*, etc.

CHAPITRE X.

Ecrasement.

Une forte pression, la chute d'un corps lourd, la roue d'une voiture, peuvent, en serrant, en tombant ou en passant sur les membres, les écraser en partie ou en totalité. Dans ces divers cas, on doit se conduire de la manière suivante :

Lorsqu'un ou plusieurs doigts des pieds ou des mains, ou le pied, ou la main tout entière, seront écrasés, on enveloppera la partie blessée dans des compresses imbibées d'eau-de-vie camphrée, que l'on aura soin de mouiller de tems en tems avec la même eau-de-vie.

Si l'écrasement avait lieu au milieu d'un membre, comme lorsqu'une voiture a passé sur la jambe de quelqu'un, on s'assurerait s'il n'y aurait pas fracture; et dans le cas où elle existerait, on ajouterait, à ce que nous venons de dire pour l'écrasement, ce qui est indiqué au chapitre qui traite des *fractures*.

De même que si l'écrasement était compliqué de *plaie* considérable ou d'*hémorragie*, on consulterait les chapitres qui traitent de ces divers accidens.

CHAPITRE XI.

Plaies.

Toutes les fois que la peau est coupée, piquée, déchirée ou percée, on donne à cet accident le nom de *plaie*.

Les plaies peuvent donc être faites par un instrument tranchant, comme avec la lame d'un sabre; par un corps piquant, comme une épine, un clou, la pointe d'une épée; par un corps arrondi, comme avec un bâton; en en donnant un fort coup; ou avec un corps dur lancé par la poudre à canon, tel qu'une balle de fusil,

Les plaies peuvent encore être le résultat de la morsure des animaux : mais nous ne parlerons de ces sortes de plaies qu'au chapitre qui traite de la *morsure* et *piqûre* des animaux venimeux et enragés.

Plaies faites par des instrumens tranchants.

Les instrumens tranchants, tels qu'un sabre, une hache, une faux, etc., lorsqu'ils agissent sur la peau, la divisent dans une étendue plus ou moins considérable. Il en résulte toujours une plaie, dont les bords sont écartés, et d'où le sang coule en plus ou moins grande abondance, suivant la grosseur des artères et des veines qui ont été ouvertes.

La première chose à faire pour toutes les plaies produites par des instrumens tranchants, est d'en rapprocher les bords (1) et d'arrêter le sang.

Pour y parvenir, on doit commencer par laver la plaie avec de l'eau froide, afin de s'assurer de l'état de la partie coupée.

Si le sang ne coule pas avec force, et qu'il se répande seulement en nappe, il est facile de l'arrêter, en rapprochant avec les doigts les bords de la plaie, de manière à ce qu'ils se touchent, et en mettant dessus des compresses pliées en plusieurs doubles, de façon

(1) On exceptera de ce précepte les plaies qui auront été faites par un morceau de verre ; comme dans ce cas il peut rester quelques parcelles de verre dans la plaie, on doit la panser en mettant dedans assez de charpie pour que les bords restent écartés l'un de l'autre.

à former sur la plaie une élévation d'un pouce d'épaisseur; on assujettira le tout au moyen d'une bande que l'on serrera autour de la partie blessée.

Si l'on n'avait point de bandes sous la main, on pourrait nouer plusieurs cravattes, ou une serviette, ou faire plusieurs tours avec une corde sur les compresses, afin qu'elles soient bien serrées sur l'endroit de la plaie. Si le sang sortait par jet d'un ou de plusieurs petits vaisseaux ouverts, et que la compression du pansement ne suffit pas pour arrêter l'hémorragie, il faudrait alors employer des moyens plus énergiques, et se conduire de la manière suivante :

Au lieu de rapprocher les bords de la plaie, on mettrait dedans de la charpie ou de

l'amadou, ou de la vieille toile coupée
par petits morceaux, et que l'on aurait
d'abord couverts d'alun en poudre, ou de
cendre de bois, ou trempés dans du fort
vinaigre ou de l'extrait de Saturne; on
placerait par-dessus des compresses que
l'on aurait soin de bien serrer. Dans le
cas où, malgré ces moyens, le sang cou-
lerait toujours, parce qu'un gros vaisseau
aurait été coupé, il faudrait défaire tout
le pansement, mettre la plaie à nu, bien
voir l'endroit par où sort le sang; y
placer une petite compresse, et, avec
un ou plusieurs doigts, appuyer dessus
assez fortement pour empêcher le sang
de sortir : ce que l'on continuerait jusqu'à ce qu'un chirurgien soit arrivé auprès du malade.

Si la plaie était trop profonde pour qu'on pût voir l'endroit par où sort le sang, et qu'alors il ne fut pas possible de porter le doigt dessus, il faudrait, pour modérer l'hémorragie, serrer fortement avec les mains, au-dessus et au-dessous de la plaie, si toutefois elle avait lieu aux bras, aux jambes ou aux cuisses.

Si une plaie faite par un instrument tranchant avait ouvert le ventre, ce qui a lieu quelquefois par un coup de sabre, et que les intestins (les boyaux) sortissent par la plaie, il faudrait de suite les faire rentrer; et pour y parvenir, on coucherait le malade sur le dos, ayant soin de maintenir sa tête un peu élevée, et de rapprocher ses talons de ses fesses, afin qu'il ait les jambes ployées, et que, par ce moyen, le ventre soit plus mou; on arroserait les intestins qui sont sortis avec de l'eau tiède, du lait ou de l'huile, afin de les nettoyer des ordures qu'ils auraient pu ramasser, et de les rendre plus coulans; puis, les prenant doucement et sans effort, avec les doigts bien graissés, on ferait rentrer les intestins dans le ventre; dès qu'ils y seraient rentrés, on rapprocherait les bords de la plaie, que l'on couvrirait ensuite d'une large compresse, puis d'une bande ou d'une serviette qui ferait le tour du corps, et que l'on serrerait assez pour empêcher la plaie de se rouvrir.

Dans le cas où, malgré les tentatives faites pour obtenir la rentrée des intestins, on ne pourrait pas y parvenir, il vaudrait mieux y renoncer que d'em-

ployer des efforts violents, et alors les
laisser au dehors du ventre, en les cou-
vrant seulement d'un linge fin, arrosé
d'eau de guimauve, de lait ou d'huile,
jusqu'à ce qu'un chirurgien soit arrivé
auprès du malade.

Plaies faites par des instrumens ou des corps
piquants.

Toutes les fois qu'une plaie a été faite
par un instrument piquant, on doit d'a-
bord s'assurer si la pointe qui a piqué
n'est pas resté dans la plaie, et, si elle y
est, on doit l'en retirer le plus tôt possible.

En général, les plaies faites par des
instrumens piquants ne demandent de
prompts secours que ceux d'un chirur-

gien, à moins que l'hémorragie ne soit considérable, ce qui est rare, ou que le sang ne coulant pas au-dehors, lorsque la plaie a lieu à la poitrine, le malade n'éprouve un étouffement qui fasse craindre pour ses jours ; dans ce cas, le mieux est de sucer la plaie, et de tâcher, par ce moyen, de retirer tout le sang qui a coulé dans la poitrine. On saura qu'on y est parvenu quand le blessé cessera d'étouffer, et que la respiration deviendra libre.

Si l'hémorragie a lieu au-dehors de la plaie, il est facile d'arrêter le sang en mettant sur la piqûre des compresses fortement serrées par une bande.

Il peut arriver qu'en marchant dans les bois, les pieds ou les jambes soient piqués par des épines, qui quelquefois se brisent et restent dans la plaie; il faudra les retirer de suite, et, après avoir bien fait saigner la plaie, appliquer dessus une compresse trempée dans de l'extrait de Saturne ou du vinaigre.

Des plaies contuses.

On donne le nom de *plaies contuses* à celles qui ont été faites par un coup de bâton, une pierre lancée avec force, ou tombée d'un endroit élevé, etc.

Ces plaies, quant à l'hémorragie, et au rapprochement de leurs bords, demandent à être traitées de la même manière que les plaies faites par des instrumens tranchants; mais comme le corps qui les a produites a agi en frappant, il en résulte toujours une contusion qui nécessite quelques changemens dans le pansement. Ainsi, pour une plaie contuse, comme il survient toujours de l'enflure à la partie qui a reçu le coup, on serrera moins les bandes qui doivent fixer les compresses, et on aura soin, avant d'appliquer ces mêmes compresses, de les tremper dans du vinaigre ou de l'extrait de Saturne, dont on les mouillera de tems en tems, afin qu'elles ne sèchent pas.

Plaies d'armes à feu.

Les corps lancés par la poudre à canon, tels qu'une balle de fusil, de pistolet, etc., peuvent, en perçant les chairs, produire des plaies auxquelles on a donné le nom de *plaies d'armes à feu.*

Lorsqu'on relève un individu qui vient d'être blessé par un coup de feu, il faut avoir soin de bien examiner ses vêtemens et la place où il est tombé, afin de s'assurer si la balle qui l'a frappé ne serait pas sortie de la plaie. Par cette précaution, on évite souvent au malade des recherches douloureuses que le chirurgien est obligé de faire dans la plaie, espérant y trouver le corps qui l'a produite.

Quant à l'hémorragie, les moyens à employer sont les mêmes que pour les autres plaies. Mais comme l'effort que la balle a fait pour percer la peau et les chairs produit toujours une très-forte contusion, on appliquera sur la plaie des compresses trempées dans de l'eau-de-vie camphrée.

Les plaies d'armes à feu étant très-souvent compliquées de fractures, on devra dans ce cas, joindre au pansement de la plaie les moyens indiqués au chapitre qui traite des *fractures*.

Plaies par arrachement.

On appelle ainsi les plaies qui résultent de l'entier arrachement d'une partie du corps, telle qu'un doigt, une main, et même un bras, comme on en cite des exemples.

Les plaies par arrachement ne présentant aucune indication particulière à remplir, on les traitera de la même manière que les *plaies contuses*.

CHAPITRE XII.

Hémorragie.

L'hémorragie est un écoulement abon-
dant de sang qui a lieu soit par une plaie,
soit par une ouverture naturelle, telle que
le nez, la bouche, etc.

Pour en faire la différence, je diviserai
l'hémorragie en *externe* et en *interne*.

Dans l'hémorragie externe, je traiterai
de toutes celles qui peuvent être produites
par une plaie récente, telle qu'un coup
de sabre, un coup d'épée, etc., ou par
une plaie ancienne, telle qu'un ulcère
chancreux.

J'y joindrai l'hémorragie causée par la rupture d'une varice et par la morsure des sangsues.

Dans l'hémorragie interne, je traiterai de l'écoulement de sang qui peut avoir lieu par les voies naturelles tel que le saignement de nez, le pissement de sang, etc.

Hémorragie externe produite par une plaie.

L'hémorragie, qui est le résultat d'une plaie récente, étant déjà traitée au chapitre des *plaies*, je crois préférable, pour éviter les répétitions, d'y renvoyer les lecteurs, qui trouveront, en lisant le chapitre indiqué, tout ce qu'ils ont besoin de savoir, tant pour le pansement de

chaque plaie que pour en arrêter l'hémorragie.

Hémorragie par un ulcère chancreux.

On donne le nom d'*ulcères chancreux* à
des plaies rongeantes qui durent depuis
longtems, et qui, loin de se guérir, ne
tendent qu'à s'augmenter chaque jour.

Leurs progrès sont quelquefois tels, que
ces plaies creusent les chairs jusqu'aux os,
et alors il arrive que de gros vaisseaux san-
guins sont ouverts, et qu'une hémorragie
a lieu; le meilleur moyen pour l'arrêter est
de placer sur l'endroit par où le sang sort,
un petit tampon de charpie, recouvert de
plusieurs autres, jusqu'à ce que la plaie de
l'ulcère en soit remplie; pardessus toute

8

cette charpie, on mettra des compresses que l'on fixera, fortement serrées , par une bande qui devra faire au moins douze ou quinze tours sur les compresses.

Hémorragie par la rupture des varices.

On nomme *varices* les veines dilatées au point de produire, aux jambes principalement, des espèces de bosses d'une couleur bleu foncé, et qui quelquefois deviennent grosses comme le poing. Dans cet état il peut arriver que, par un effort, un coup reçu sur une varice, la peau se rompe, et alors l'hémorragie a lieu, et souvent est difficile à arrêter.

Pour y parvenir, si la varice est à la jambe, comme cela se voit le plus souvent, on commencera par serrer le membre avec une bande que l'on placera au-dessous de l'endroit par où le sang sort ; puis on mettra sur la plaie une petite compresse, recouverte d'une autre plus grande ; et ainsi, en augmentant toujours, on en placera cinq ou six les unes sur les autres. Le tout sera fortement serré par une bande assez longue pour que le pansement ne puisse pas se relâcher.

On ôtera alors la bande que l'on avait placée au-dessous de la plaie. Si cependant elle se trouvait prise par la dernière bande du pansement, il faudrait la laisser, à moins qu'elle ne gênât trop le malade : dans ce cas, on la couperait pour l'ôter.

Hémorragie par la morsure des sangsues.

Lorsque la sangsue veut boire le sang humain, elle commence par attirer la peau en la suçant avec une espèce de bouche en entonnoir, au fond de laquelle sont trois dents formées comme les ongles de nos doigts, et qui, en se réunissant, coupent l'extrêmité de la peau : ce qui forme une petite plaie triangulaire dont les bords, ne pouvant pas se rapprocher, laissent couler le sang plus ou moins long-tems, suivant la grosseur des vaisseaux ouverts par la morsure de la sangsue.

Quand la peau n'a été ouverte que par quelques sangsues, l'hémorragie ne peut donner aucune crainte; mais lorsque ces insectes ont mordu en grande quantité, comme cela arrive quelquefois à ceux qui vont nu-jambes dans les étangs, l'hémorragie peut alors mettre en danger la vie du malade; et dans ce cas, les plus prompts secours étant nécessaires, on se conduira de la manière suivante :

Pour faire tomber les sangsues, on répandra dessus du sel de cuisine, du vin pur ou du tabac à priser, ou du poivre, ou de la cendre; dès que les sangsues auront quitté, on lavera les jambes avec de l'eau d'alun, ou de l'extrait de Saturne, ou du vinaigre.

Si l'on n'avait pas ces substances sous la main, on les remplacerait par de la cendre ou de la sciure de bois bien sèche, que l'on répandrait sur toute la partie mordue par les sangsues.

Lorsque les sangsues ont été appliquées par cas de maladie, il faut, après qu'elles sont tombées, laisser couler le sang pendant une demi-heure, ou une heure au plus, afin de dégorger les plaies; une fois ce tems passé, on lavera avec de l'eau tiède, on sèchera bien la place, et, pour arrêter le sang, on appliquera sur chaque ouverture faite par les sangsues, un morceau d'amadou de la grandeur d'une pièce de dix sous, et que l'on aura soin de tenir, avec le bout du doigt, appuyé sur la plaie pendant quelques instans.

On verra que l'hémorragie est arrêtée, lorsqu'après avoir retiré le doigt, le sang ne mouillera point l'amadou, et ne paraîtra pas autour.

Pour empêcher les morceaux d'amadou

de tomber, on mettra pardessus une compresse que l'on fera tenir au moyen d'une bande, ou d'un mouchoir, suivant la partie.

Si, malgré ce pansement, le sang continuait de couler, il faudrait tout ôter, laver de nouveau les plaies avec de l'extrait de Saturne, ou de l'eau d'alun, ou du vinaigre : ce que l'on continuerait pendant un quart-d'heure environ ; si alors l'hémorragie ne s'arrêtait pas, on prendrait un morceau de pierre infernale (nitrate d'argent fondu), que l'on taillerait en pointe par une de ses extrémités, comme un crayon, et que l'on enfoncerait, pendant quelques instans, dans chaque plaie dont on voudrait arrêter le sang.

Si l'on n'avait pas de nitrate d'argent, on pourrait se servir d'un morceau d'alun taillé de la même façon ; mais alors il faudrait le laisser plus longtems dans chaque plaie.

A mesure que l'on retirera le nitrate ou l'alun, on mettra sur chaque plaie un morceau d'amadou ; on recouvrira le tout d'une compresse et d'une bande.

Toutes les fois que les sangsues ont été appliquées, on ne doit jamais laisser le malade sans s'être assuré que le sang ne coule plus ; cette négligence a quelquefois failli être funeste. En général, la saignée au moyen des sangsues ne doit être calculée que par le nombre qu'on en met, et non d'après le tems qu'on laisse couler le sang.

Sangsues dans l'estomac.

Il est souvent arrivé qu'en buvant à même une source, une fontaine, un ruisseau, des gens ont avalé des sangsues, qui ont mordu dans l'estomac. Comme cet accident peut avoir des suites graves, on doit, pour y porter secours, faire mourir la sangsue le plus promptement possible. Pour y parvenir, on fera boire à la personne qui a avalé une sangsue, un verre d'eau salée ou de vin ; et quelques instans après, on la fera vomir au moyen de l'émétique.

Dès que, par le vomissement, la sangsue aura été rendue, on fera boire au malade du lait froid, que l'on continuera de prendre pendant quelques jours.

Hémorragie interne.

Ayant donné le nom d'*hémorragie interne* à l'écoulement de sang qui peut avoir lieu par les voies naturelles, je vais traiter ici du *saignement de nez*, *du crachement du sang*, *du vomissement de sang*, *du pissement de sang*, *et de la perte de sang par le fondement et par la matrice*.

Saignement de nez.

Un coup, une chute sur le nez, un violent accès de colère, un exercice forcé, l'excès de la chaleur, etc., peuvent causer le saignement de nez, et que l'hémorragie dure assez longtems pour mettre en danger les jours de l'individu auquel cet accident arrive.

En général, on doit arrêter le saignement de nez le plus promptement possible, quand il arrive à une personne
faible, délicate et habituellement pâle. Il
faut, au contraire, chez les gens très-
colorés, et qui annoncent beaucoup de
force, laisser couler le sang, à moins
que l'hémorragie ne finisse par affaiblir
le sujet; et, dans ce cas, on aura recours aux moyens suivants :

On déshabillera le malade jusqu'aux
épaules ; on le tiendra assis, la tête un
peu portée en arrière; on lui mettra
les jambes dans de l'eau chaude; on lui
mouillera les tempes et le visage avec de
l'eau froide ou du vinaigre; on lui en fera
respirer; on étendra sur ses épaules un
mouchoir trempé dans de l'eau froide.

Si ces moyens ne suffisent pas, on emplira de vinaigre ou d'eau d'alun une petite seringue, dont on mettra le bout à l'entrée de chaque narine, l'une après l'autre, en poussant dans le nez tout ce qui sera contenu dans la seringue.

Si, malgré cela, le sang coule encore, on trempera de la charpie fine dans de l'eau d'alun ou du vinaigre, et on la fourrera dans le nez le plus avant possible, et assez fortement pour que le sang ne puisse plus sortir par les narines. Il faut avoir soin, lorsqu'on entre la charpie, de ne pas la pousser vers le haut du nez, mais de l'enfoncer devant soi, au fond de l'ouverture des narines.

Crachement de sang.

Le crachement de sang a lieu par la bouche, et provient des poumons. Il ne faut pas le confondre avec le vomissement de sang, qui vient de l'estomac.

Dans le crachement de sang, l'on tousse, et le sang qui sort en crachant est toujours écumeux. Dans le vomissement, au contraire, le sang n'est rendu que par des efforts semblables à ceux que l'on fait quand on a pris l'émétique ; il sort par gorgées, sans être écumeux, et sa couleur est d'un rouge très-foncé, et quelquefois noir, tandis que dans le crachement de sang, elle est d'un beau rouge.

Les causes qui occasionent le crache-

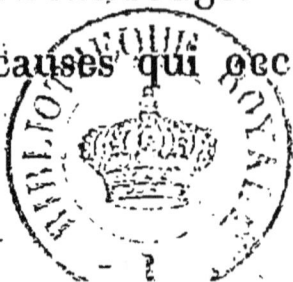

9

ment de sang sont : la surabondance du sang ; la faiblesse des poumons, l'abus des boissons spiritueuses, tels que le vin et l'eau-de-vie ; une course forcée ; les cris ; un excès de table ; une blessure qui pénètre jusqu'aux poumons, etc. Les ouvriers qui travaillent dans les lieux où il y a un feu ardent, comme dans les verreries, dans les forges, etc., y sont aussi sujets.

Dans tous les cas de crachement de sang, les premiers moyens à employer pour l'arrêter sont : de découvrir la tête et le haut du corps du malade ; de le coucher, de lui faire respirer un air frais ; de lui faire boire de l'eau à la glace, et de lui mettre les jambes dans de l'eau chaude.

Le malade gardera le repos le plus ab-
solu , et surtout ne parlera pas.

Vomissement de sang.

Le vomissement de sang s'annonce ordinairement par une douleur dans l'estomac,
des maux de cœur et des envies de vomir.
On vomit ; et alors c'est du sang que l'on
rend pur, ou mêlé à des glaires.

Plusieurs des causes du crachement de
sang peuvent produire le vomissement. Il
peut encore avoir lieu lorsqu'on a pris l'é-
métique, ou à la suite d'un coup reçu au
creux de l'estomac.

Pour arrêter le vomissement de sang,
on couchera le malade ; on lui appliquera
sur le creux de l'estomac des compresses
trempées dans de l'eau à la glace ; on lui

fera boire de cette même eau, dans laquelle on ajoutera, par verre, une cuillerée à bouche de vinaigre, et une d'eau de fleur d'orange. On lui donnera des lavemens d'eau chaude ; il gardera le repos, et ne prendra aucune nourriture.

Pissement de sang.

Le pissement de sang étant une maladie qui ne nécessite pas de prompts secours, et qu'il serait quelquefois dangereux d'arrêter subitement, il suffira de faire coucher la personne qui en est incommodée, et de lui donner à boire de la limonade légère jusqu'à ce qu'un médecin soit appelé.

Perte de sang par le fondement.

La perte de sang par le fondement s'an-

nonce par une pesanteur vers l'anus ; on
éprouve comme le besoin d'aller à la selle ;
et si l'on satisfait à ce besoin, c'est du sang
que l'on rend seul, ou avec les excré-
mens.

Beaucoup de personnes ayant des hémorroïdes, sont sujettes périodiquement à
cette perte de sang, qui les préserve de
toute autre maladie ; dans ce cas, il serait
dangereux de l'arrêter. En général, toutes
les fois que les hémorroïdes seront la cause
de la perte de sang par le fondement, on
ne doit rien faire pour l'arrêter, à moins
qu'elle n'affaiblisse le malade au point de
faire craindre pour ses jours ; et dans ce
cas, si les hémorroïdes sont externes, on
appliquera dessus de la charpie trempée
dans du vinaigre, et recouverte de plusieurs

9.

compresses; le tout fortement fixé par un bandage mis en chauffoir.

J'ai rencontré, dans ma pratique un cas de perte de sang par le fondement, qui m'a paru rare, et dont je ne puis mieux rendre compte ici qu'en en rapportant l'observation ; elle pourra servir de guide si la pareille maladie se présentait une seconde fois. Une dame âgée de soixante-huit ans, n'ayant jamais eu d'hémorroïdes, fut prise tout à coup d'une perte de sang par le fondement ; le sang ne coulait pas continuellement, mais de tems en tems la malade éprouvait le besoin d'aller à la garderobe, et alors elle rendait du sang en assez grande quantité chaque fois, pour emplir deux à trois verres ordinaires. Cette dame n'éprouvait ni coliques ni fièvre.

La perte durait depuis huit jours, lorsque je fus appelé auprès de la malade, qui
était dans un état de faiblesse alarmant. Je
m'assurai, par le toucher, s'il n'y avait
point d'hémorroïdes, et je n'en trouvai
aucune trace, ni extérieurement, ni intérieurement.

La malade avait déjà pris beaucoup de
lavemens émolliens ; j'en fis donner d'autres avec de l'eau froide, de l'eau vinaigrée,
de l'eau d'alun ; mais tous ces moyens n'a-
menèrent aucun soulagement. Présumant
alors, par analogie avec d'autres cas de
chirurgie, que le lait froid pourrait réussir, je fis donner à la malade des lavemens
de lait froid, et prendre pour tisane l'eau
de riz, par pinte de laquelle on ajoutait
quatre onces de sirop de coing et un gros

d'eau de rabel. La perte de sang fut arrêtée dès le même jour, après le second lavement de lait froid.

Six mois après, cette dame éprouva le même accident ; les lavemens de lait froid furent repris de suite, et la perte de sang fut encore arrêtée et ne reparut plus. Il y a cinq ans que cette dame est guérie, et depuis ce tems, elle n'a éprouvé aucun symptôme de la maladie.

Perte de sang par la matrice.

Dans la perte de sang par la matrice, l'écoulement a lieu de la même manière que pendant les règles, mais en plus ou moins grande quantité.

Presque toujours ces pertes de sang dépendent des maladies de la matrice, et

s'annoncent assez lentement pour être pré-
vues d'avance. Souvent aussi, par suite
d'une peur, d'un accès de colère, d'abus
dans les plaisirs de l'amour, la perte de
sang a lieu tout à coup, comme cela arrive
quelquefois à la suite d'un accouchement,
et nécessite les plus prompts secours; dans
tous ces cas, on se conduira de la manière
suivante :

On fera coucher la malade sur un mate-
las de crin, sans oreiller; on l'exposera à
un air frais; on lui appliquera sur le bas-
ventre, aux aînes et au haut des cuisses,
des compresses imbibées d'eau à la glace,
ou de vinaigre, et qu'on aura soin de
renouveler à chaque instant. On lui mettra les mains et les bras dans de l'eau
chaude. Si ces moyens n'arrêtaient pas la

perte, on étendrait la malade nue par
terre, sur le carreau, et on lui arroserait
le bas-ventre, la partie et les cuisses, avec
de l'eau à la glace. J'entends par *eau à la
glace*, l'eau la plus froide que l'on pourra
trouver, dans le cas où on ne pourrait pas
se procurer de glace pour mettre dedans.
Si ces moyens ne suffisent pas, on intro-
duirait, dans la partie de la femme, de la
charpie ou du vieux linge mouillé de vinaigre, que l'on soutiendra par un chauffoir, de manière à boucher l'ouverture assez fortement pour que le sang ne puisse
plus sortir.

CHAPITRE XIII.

Brûlure.

Toutes les fois que le feu ou un corps métallique, une substance liquide fortement chauffée, touchent la peau, il en résulte une brûlure.

On a distingué trois degrés dans la brûlure :

Au premier degré, la peau n'a été que légèrement brûlée, et il n'en résulte qu'une rougeur semblable à un érysipèle.

Au second degré, la brûlure ayant été plus forte, il se forme sur la peau des cloches comme celle que produit un vésicatoire.

Au troisième degré, la peau est brûlée dans toute son épaisseur, et devient croûteuse ou d'un gris jaunâtre.

Comme aussitôt que l'accident vient d'arriver, le traitement est le même, n'importe le degré de la brûlure, on devra donc se conduire de la manière suivante :

On mettra à nu la partie qui vient d'être brûlée ; on trempera des linges dans de l'extrait de Saturne (ou du vinaigre, ou de l'eau à la glace, si on n'avait pas d'extrait de Saturne), on enveloppera ou on couvrira le lieu de la brûlure avec ces linges, et on aura soin de les arroser continuellement avec de l'extrait de Saturne, pendant au moins douze heures.

Si la brûlure est considérable, le malade ne prendra aucune nourriture, et boira une tisane rafraîchissante, telle que la limonade ou l'eau d'orge miellée.

Bien des personnes sont dans l'usage d'appliquer sur une brûlure de la pomme de terre grattée, de l'huile et de la farine, du beurre, etc. Toutes ces substances ne peuvent qu'être nuisibles, et ne doivent pas s'employer. L'extrait de Saturne est le meilleur de tous les moyens ; on doit donc y avoir recours sur-le-champ, attendu que le succès de la guérison dépend de l'intervalle qui a lieu entre le moment de la brûlure et celui du pansement qui doit être fait le plus tôt possible.

Si l'on n'avait pas d'extrait de Saturne, et que la brûlure arrivât dans un tems de neige, on pourrait en mettre sur la partie brûlée, et la renouveler continuellement pendant douze heures.

CHAPITRE XIV.

Descente ou effort.

On donne le nom de *descente* ou d'*effort*, à une grosseur plus ou moins volumineuse qui paraît tout-à-coup dans l'aine, au nombril ou dans les bourses , à la suite d'une toux violente , du vomissement , ou d'un mouvement trop fort pour lever un fardeau.

Dès qu'une descente vient d'avoir lieu , le malade ressent une douleur dans la partie qui en est le siége; il y porte la main, et trouve une grosseur dont le tour est sensible au toucher ; cette grosseur est molle, sou-

vent disparaît en la pressant avec les doigts;
et lorsqu'une personne met la main sur la
grosseur, en faisant tousser le malade, elle
ressent par les doigts la secousse de la toux.
Ce signe est un moyen certain de reconnaître une descente d'avec toute autre grosseur
qui pourrait être formée par une glande
engorgée.

Les premiers secours à porter contre une
descente, sont de la faire rentrer le plutôt
possible. A cet effet, on fera coucher le malade sur un plan incliné, de manière à ce
que sa tête soit plus basse que ses pieds ;
on lui fera ployer les genoux, et rapprocher
les talons des fesses ; quelquefois cette seule
position suffit pour faire rentrer la descente.
Si elle ne rentre pas, avec les doigts on
la pressera doucement, en la repoussant

dans le ventre. Il faut employer longtems ce moyen, et le pratiquer dans tous les sens. On donnera au malade un lavement d'eau tiède, dans laquelle on mettra deux cuillerées d'huile d'olive.

Dès que la descente sera rentrée, il faudra appliquer sur le lieu où elle paraissait, des compresses trempées dans de l'extrait de Saturne ou du vinaigre, et que le malade ne marche pas avant qu'un chirurgien n'ait mis un bandage pour contenir la descente.

Si on n'avait pas pu faire rentrer la grosseur, et que l'individu éprouvât des douleurs violentes, des vomissemens, des sueurs froides, et enfin tous les symptômes d'une *hernie étranglée*, il faudrait renoncer à toute tentative, mettre sur la grosseur des compresses trempées dans de l'eau de guimauve, et amener le plus promptement possible un habile chirurgien.

CHAPITRE XV.

Ecoulement des règles arrêté.

L'écoulement des règles peut être arrêté subitement par l'effet de la peur, par l'application de l'eau froide aux mains ou aux pieds, par l'exposition à un air froid et humide, etc.

N'importe la cause qui arrête l'écoulement des règles, sa cessation subite est toujours très-dangereuse, et les femmes ne sauraient prendre trop de précautions pour éviter cet accident. Si cependant il arrive, la première chose à faire est de rappeler l'écoulement des règles. Pour y parvenir, on mettra de suite la femme dans un bain chaud, de manière à ce qu'elle n'ait de l'eau que jusqu'à la ceinture. Pendant qu'elle sera dans le bain, on lui fera boire un verre d'un mélange de moitié vin et moitié eau, dans lequel on ajoutera deux cuillerées à bouche de bonne eau-de-vie et du sucre, boire le tout d'une seule fois, le plus chaud possible.

Après être resté une demi-heure dans le bain, la malade en sortira et se mettra dans un lit bassiné. Si au bout d'une heure les règles n'avaient pas reparues, on appliquerait trente sangsues à l'anus, et on mettrait les jambes dans de l'eau chaude avec un quarteron de farine de moutarde et un verre de vinaigre; la malade y resterait pendant une demi-heure.

Pour boisson, prendre une infusion de tilleul sucrée.

CHAPITRE XVI.

Vomissement.

Le vomissement a lieu toutes les fois qu'ayant mal au cœur, on rend par la bouche, avec des efforts plus ou moins grands, les matières contenues dans l'estomac.

Les causes du vomissement sont très-variées. Lorsqu'il est la suite d'une indigestion, loin de l'arrêter, on doit le favoriser, et faire boire au malade de l'eau tiède, tant qu'il rendra des alimens. Mais si le vomissement est le résultat de l'émétique pris en trop grande quantité, ou même lorsque la cause en est inconnue, et que les efforts pour vomir ont lieu sans que la personne rende autre chose que des eaux mêlées d'un peu de bile, et quelquefois de sang, on doit alors tâcher d'arrêter le vomissement; et pour y parvenir, on mettra dans un verre,

Une cuillerée à café de sel de tartre,

Deux cuillerées à bouche de jus de citron, que l'on fera sur-le-champ en coupant des citrons, dont on exprimera le jus (1),

Quatre cuillerées à bouche d'eau de fleur d'orange,

_____

(1) Dans le cas où on ne pourrait pas se procurer du jus de citron, on mettrait à la place une cuillerée à bouche de vinaigre.

Deux cuillerées à bouche de sucre en poudre.

On versera toutes ces substances l'une après l'autre dans le verre, ainsi qu'elles sont indiquées; on remuera bien le tout, et de suite on le fera boire au malade.

On renouvellera le même mélange plusieurs fois, si le premier verre n'arrête pas le vomissement.

Si le vomissement était le résultat d'un empoisonnement, il faudrait, pour ce qu'il convient de faire, consulter le chapitre qui traite des *empoisonnemens*.

CHAPITRE XVII.

Coliques.

Les coliques s'annoncent par des douleurs dans le ventre, principalement autour du nombril; le malade est pâle, il a des frissons, et quelquefois des envies de vomir. Si les douleurs sont violentes, il se roule par terre, pousse des cris involontaires, ses yeux sont hagards, il se tort les bras, le délire survient, et l'on a vu des malades mourir dans les convulsions causées par les coliques.

Comme l'inflammation est souvent la cause ou le résultat des coliques, on ne doit jamais prendre du vin chaud ou des liqueurs fortes, dans l'espoir de les guérir; si ce moyen a réussi quelquefois, il peut souvent être très-dangereux. Il faut donc, pour éviter tout inconvénient, ne faire boire au malade que de l'eau sucrée, et dans chaque verre mettre deux cuillerées à bouche d'eau de fleur d'orange.

Donner des lavemens d'eau chaude, et mettre le malade dans un bain chaud : ce moyen est le meilleur à employer, et on ne saurait y recourir trop tôt.

On réchauffera le bain à mesure qu'il se refroidira, afin que le malade y reste plusieurs heures.

Coliques venteuses.

Chez les vieillards et les individus d'une constitution délicate, les coliques sont quelquefois produites par des vents. Dans ce cas, qui nécessite l'emploi des toniques, on fera prendre au malade un verre d'infusion d'anis sucrée, dans lequel on mettra deux à trois gouttes d'huile essentielle de menthe.

Pour que l'huile de menthe se mêle avec l'infusion, on aura soin de mettre d'abord dans le verre les deux à trois gouttes, puis de verser par dessus une cuillerée d'eau-de-vie, que l'on agitera longtems dans le verre. Lorsque l'huile sera bien mêlée avec l'eau-de-vie, on remplira le verre avec l'infusion d'anis chaude.

Coliques ou *crampes d'estomac.*

Les coliques ou crampes d'estomac

prennent subitement, et n'ont lieu, en général, que chez les individus nerveux,
goutteux et avancés en âge.

Comme les effets en sont quelquefois
promptement funestes, on ne saurait
y porter trop vite des secours. On fera
donc prendre au malade un demi-verre
d'eau sucrée, dans laquelle on ajoutera
deux cuillerées à bouche d'eau de fleur
d'orange, et dix gouttes de laudanum liquide.

Si cette première dose ne faisait pas cesser les coliques, on en donnerait autant
une demi-heure après.

Prendre de suite un lavement d'eau
chaude et un bain de pieds d'eau chaude,
avec de la farine de moutarde détrempée
dans l'eau du bain de pieds.

CHAPITRE XVIII.

Accouchement.

L'accouchement pouvant avoir lieu à plusieurs époques de la grossesse, et nécessitant alors des secours différenst, je diviserai ce chapitre en deux parties : la première comprendra l'*accouchement avant terme,* ou *fausse couche,* et la seconde, l'accouchement à terme.

Accouchement avant terme, ou *fausse couche.*

L'accouchement prend le nom de *fausse couche* lorsque l'enfant vient au monde avant le sixième mois de la grossesse : à cette époque il ne peut pas vivre hors du sein de sa mère.

Les causes externes des fausses couches sont la peur, un accès de colère, une chute, etc.

Les signes qui indiquent qu'une fausse couche va avoir lieu, sont des douleurs de reins qui viennent se perdre dans la partie et au fondement; on éprouve un malaise et on a le frisson; les seins s'affaissent; le ventre s'applatit, et produit une pesanteur vers la partie, accompagnée de fréquentes envies d'uriner; bientôt du sang ou des eaux glaireuses coulent, et la fausse couche se fait dans un espace de tems plus ou moins long.

Les secours à porter, pour une fausse couche, varient suivant le moment : ainsi,

lorsque la femme n'éprouve que les symptômes avant-coureurs de l'avortement, il
faut tâcher de l'empêcher, s'il est possible :
et à cet effét, on fera coucher la malade
sur un lit, la tête basse, c'est-à-dire sans
traversin ni oreiller ; on lui donnera à boire
une infusion de tilleul ou de l'eau sucrée,
dans laquelle on ajoutera quatre cuillerées
à bouche d'eau de fleur d'orange par
verre.

Si la fausse couche se fait, on laissera
agir la nature, et on se conduira, envers
la mère, comme je vais l'indiquer dans
l'accouchement à terme.

Accouchement à terme.

Toutes les fois que l'accouchement a
lieu après le sixième mois de la grossesse,

on doit se conduire comme s'il arrivait à terme, attendu que l'enfant peut vivre, soit parce que la mère se sera trompée sur l'époque, soit que l'enfant ait une forte constitution.

Dès qu'une femme sent de fortes douleurs, et qu'elle croit qu'elle va accoucher, il faut l'obliger à rester assise par terre, ou couchée sur un lit, afin que si l'enfant venait à passer tout-à-coup, il ne tombât pas, ce qui pourrait arriver si la femme était debout, ou même assise sur une chaise.

Comme les douleurs que ressent une femme enceinte ne sont pas toujours pour accoucher, et que ne sachant pas les distinguer, elle pourrait s'inquiéter mal-à-propos, je vais indiquer les signes qui caractérisent ce que les sages-femmes appellent les *bonnes douleurs.*

Les douleurs pour accoucher commencent dans les reins, viennent répondre dans le fondement, et finir à la partie ; elles durent peu d'instans , mais sont plus ou moins fortes ; et dès qu'elles sont passées, la malade n'éprouve pas le moindre mal.

Elles recommencent quelque tems après toujours de la même manière, et sont accompagnées de glaires sanguinolentes qui coulent de la partie. Quelquefois c'est au moment d'une douleur comme celles que je viens d'indiquer que les *eaux percent.*

Lorsque les douleurs que la femme éprouve indiqueront qu'elle va accoucher, il faudra que la personne qui veut lui porter secours se place au côté droit de la malade, et mette la main droite en dessous de ses cuisses et au-devant de la partie, afin de soutenir la tête de l'enfant pendant qu'elle passera, et de recevoir le corps tout entier au moment de l'accouchement. Sans cette précaution, le poids de l'enfant pourrait, en passant, déchirer les parties de la mère.

Dès que la tête de l'enfant sera dehors, si les épaules ne sortaient pas de suite, il faudrait tâcher de les saisir, et avec un doigt de chaque main, passé en crochet sous chaque aisselle de l'enfant, tirer fortement, de manière à le faire sortir entièrement.

Quand l'enfant sera au monde, on le placera entre les cuisses de la mère, le dos tourné de son côté, afin que le sang qui coule n'entre pas dans sa bouche; on pren-

dra, de la main gauche, le cordon ombili-
cal, et on le coupera avec des ciseaux ou
un couteau, sans tirailler, à trois travers
de doigts du ventre de l'enfant.

On emportera l'enfant, et on lui nouera le
cordon, juste au milieu entre le bout coupé
et le ventre, soit avec plusieurs brins de fil
réunis, soit avec un ruban étroit, ou de la
petite ficelle, à défaut d'autre chose. On
aura soin de serrer assez pour que le sang
ne coule pas, et cependant de ne pas serrer trop, afin de ne pas couper le cordon
par la ligature.

On lavera l'enfant avec de l'eau tiède et
on le frottera avec du beurre, pour ôter
l'enduit gluant qu'ordinairement il a sur la
peau. On l'essuiera bien; puis on mettra
une petite compresse autour du cordon,

que l'on fera tenir couché sur le ventre, au moyen d'une bande que l'on serrera peu.

On enveloppera l'enfant, et on retournera auprès de la mère.

On s'assurera si le délivre est sorti. Il est facile de voir qu'il est encore dans le corps dé la mère lorsque le bout que l'on a coupé sort de la partie; alors on frottera légèrement, avec la main, le ventre de la malade, et, en même tems, on tirera doucement le bout du cordon, ayant soin de l'entourer à la main ou aux doigts, pour qu'il ne glisse pas, et de le tenir le plus près possible de la partie. Si l'on sent de la résistance, il faudra cesser de tirer, et attendre quelques instans avant de recommencer, en frottant toujours, avec la main, le ventre de la mère.

Si le cordon venait à se rompre, et qu'il ne fût plus possible de le saisir, pour tirer dessus, il faudrait continuer à frotter légèrement le ventre de la malade, et attendre que le délivre sortît tout seul pour le prendre dès qu'il se présenterait à l'ouverture de la partie.

Quand le délivre sera sorti, on laissera encore la femme pendant une demi-heure sur le lit où elle vient d'accoucher, pour donner au sang le tems de couler ; et pendant ce tems, on fera prendre à la malade un bouillon ou un peu de vin sucré.

La demi-heure écoulée, on portera l'accouchée sur un autre lit, dont on aura séché les draps avec une bassinoire, mais que l'on découvrira avant d'y faire entrer la femme, afin qu'il ne soit pas chaud.

On garnira la malade avec des serviettes bien sèches que l'on changera de tems en tems; et on ne lui serrera pas le ventre, attendu que cet usage, qui ne sert à rien, peut avoir des suites fâcheuses.

On donnera pour boisson à l'accouchée une infusion de tilleul sucrée, ou de l'eau sucrée, avec deux cuillerées à bouche d'eau de fleur d'orange par verre.

S'il survenait quelque accident après l'accouchement, tel qu'un évanouissement, une hémorragie par la matrice, etc., on se conduirait comme il est indiqué au chapitre qui traite de l'*évanouissement* ou *des pertes de sang par la matrice.*

CHAPITRE XIX.

Enfans qui viennent au monde sans donner signe de vie.

Lorsqu'un accouchement a été long et difficile, il arrive quelquefois que l'enfant vient au monde sans donner aucun signe d'existence. Comme il peut être dans cet état par trop de sang ou par excès de faiblesse, je vais indiquer séparément ces deux différences.

Enfans qui viennent au monde sans donner signe de vie par trop de sang.

L'enfant qui, par cette cause, ne donne aucune signe de vie en venant au monde, a la peau rouge, le visage violet et gonflé; il ne respire point, et on ne sent pas battre son cœur. Dans ce cas, on doit sur le champ couper le cordon, et le laisser saigner, sans le nouer, jusqu'à ce que l'enfant ait repris ses sens; de plus, on fera des pressions légères sur le ventre de l'enfant, afin de prolonger l'écoulement du sang par le cordon. Si ces moyens ne suffisent pas, on lui posera deux sangsues derrière chaque oreille, et on le mettra, jusqu'aux aisselles, dans de l'eau tiède, à laquelle on ajoutera deux verres de vinaigre.

Enfant qui vient au monde sans donner signe de vie, par excès de faiblesse.

L'enfant qui, par excès de faiblesse, ne

donne aucun signe de vie en venant au monde, a le visage pâle, le corps décoloré, les membres mous et sans mouvement. Il n'y a point de respiration.

Dans ce cas, il ne faut pas couper le cordon. On laissera l'enfant entre les cuisses de la mère ; et si, pendant qu'on tâchera de le faire revenir, le délivre sortait, il faudrait de suite le mettre avec l'enfant dans de l'eau tiède, à laquelle on ajouterait de l'eau-de-vie ou du vin.

Tandis que l'enfant sera dans le bain, on lui chatouillera les narines avec les barbes d'une plume.

Comme il est essentiel d'ôter les glaires que l'enfant pourrait avoir dans la bouche, on y introduira un petit pinceau, fait avec de la toile effilée, et trempé dans de l'eau où on aura fait fondre du sel de cuisine. Si ces moyens ne suffisent pas, on retirera l'enfant du bain, et on lui frottera l'épine du dos avec une brosse trempée dans de l'eau-de-vie.

Une personne lui serrera le nez avec deux doigts, et, pendant ce tems, lui soufflera dans la bouche, jusqu'à ce que la poitrine de l'enfant se gonfle un peu.

On ne lui fera rien avaler. Il faudra continuer longtems l'emploi de ces moyens. On a vu des enfans ne donner signe de vie que plusieurs heures après leur naissance.

CHAPITRE XX.

Croup.

Le croup est une maladie de l'enfance dont les progrès sont tellement rapides, et les suites si souvent funestes, qu'on ne saurait trop éveiller l'attention des parens, et les mettre en garde contre cette affection, en leur en indiquant les symptômes et ce qu'il faut faire au début de cette maladie.

Le croup a lieu plus ordinairement dans les saisons froides et humides, et les enfans y sont plus sujets d'un à sept ans qu'avant et après cet âge.

12.

Les premiers signes qui font connaître le croup paraissent ordinairement pendant la nuit. A peine l'enfant est endormi, qu'il se réveille en sursaut, s'agite, et se plaint d'une espèce de serrement à la gorge ; sa respiration est gênée, bruyante ; sa voix devient rauque, et la toux, qui est très-fréquente, présente quelque chose d'extraordinaire.

Lorque la maladie marche avec lenteur, tous ces symptômes se calment vers la fin de la nuit, et le lendemain matin, l'enfant paraît être presque dans le même état que la veille. Mais si, pendant la journée, la voix reste rauque, et si la respiration est plus gênée, cet état apparent de mieux ne doit pas rassurer. Le soir suivant, l'accès de la veille se renouvelle avec plus de force dès que l'enfant paraît s'endormir. Les accès se répètent plusieurs fois pendant le reste de la nuit ; la toux est toujours plus rauque, la respiration plus gênée et comme sifflante ; un sentiment d'étranglement s'empare de l'enfant, et l'oblige à porter les mains à son cou ; il pleure, il crie, et, dans les intervalles, a le regard triste et abattu.

Les signes essentiels du croup sont donc la raucité de la voix, la toux, la gêne de la respiration, la fièvre, et des crachats qui ne ressemblent en rien à ceux des rhumes ordinaires.

Comme nous l'avons dit, les progrès de cette maladie sont souvent très-rapides ; et les chances de la guérison dépendant de l'énergie et de la promptitude des premiers secours, on ne saurait les administrer trop tôt. On devra donc, dès que les premiers symptômes du croup paraîtront appliquer dix sangsues à la partie antérieure du cou de l'enfant ; quand les sangsues seront tombées, on fera fondre deux grains d'émétique dans un verre d'eau un peu sucrée, et on en donnera une cuillerée à bouche, de quart d'heure en quart d'heure, jusqu'à ce que le malade vomisse. Dès que le vomissement aura lieu, on cessera l'eau émétisée, et on donnera, en place, de l'eau tiède miellée, que l'on fera boire par demi-verre.

Après que le vomissement sera fini, on fera prendre à l'enfant un bain de pieds dans de l'eau chaude, à laquelle on ajoutera un quarteron de moutarde et un verre

de vinaigre. Y rester pendant, vingt minutes.

Pour boisson, de l'eau d'orge.miellée.

On ne doit pas oublier que je n'indique
que les premiers secours à porter contre le
croup, et que ce traitement ne doit être
administré que dans le cas où l'enfant ne
pourrait pas être vu tout de suite par un
médecin.

CHAPITRE XXI.

Petite-vérole.

De toutes les maladies qui affligent l'humanité, la petite-vérole est la plus dangereuse et la plus redoutable; ses suites peuvent produire tous les maux, toutes les infirmités; et celui qui a échappé à la mort, souvent est défiguré, devient sourd ou aveugle, quelquefois privé d'un bras et d'une jambe, et traine une vie malheureuse qu'il maudit chaque jour.

Mais il est un moyen certain de se préserver de ce fléau de la petite-vérole... c'est *la vaccine,* dont les résultats ne peuvent

avoir aucun inconvénient, et dont le succès est toujours assuré.

Si l'ignorance a encore des préjugés
contre la vaccine, l'expérience doit les
faire disparaître, puisqu'il est prouvé
maintenant que la vaccine, même prise
sur un enfant malsain, ne peut communiquer que les boutons de la petite-vérole,
sans laisser dans le sang le germe d'aucune
autre maladie. Espérons donc que les parens, éclairés par les preuves, et conduits
par l'humanité, seront les premiers à recourir à un moyen qui assure la conserva-
tion de leurs enfans.

Dans le cas cependant où, n'ayant pu
être vacciné, un enfant aurait la petite-
vérole, elle se déclarerait par une lassitude
sans cause, des frissons suivis de beaucoup

de chaleur, un grand mal de tête, des vomissemens, et, chez les enfans très-jeunes,
quelquefois des convulsions. Il ne faudrait
point alors donner à l'enfant, comme on le
faisait autrefois, au début de la maladie,
des boissons échauffantes, telles que de
l'eau de lentilles et autre; on le tiendra
dans un air tempéré, et on ne le surchar-
gera pas de couvertures, dans l'intention
de le faire suer; il ne mangera pas, et
boira de l'eau d'orge et de bourrache
miellée.

CHAPITRE XXII.

Mort apparente causée par l'ivresse ou par le froid.

Il n'est pas rare, en campagne, de trouver dans les chemins, des individus qui, par suite d'ivresse, ou l'hiver, par excès de froid, paraissent privés de sentiment, et ne donnent aucun signe de vie ; cette mort apparente, que quelquefois on a pris pour une mort véritable, n'est qu'un état complet d'engourdissement, qui cependant, s'il durait trop longtems, pourrait faire périr l'individu qui s'y trouve exposé.

Si les moyens que nous allons indiquer

13

ne rappelaient pas à la vie ceux auxquels ils seront administrés, comme on a vu des individus ne revenir à l'existence qu'au bout de plusieurs jours, on devra n'enterrer les personnes frappées de mort apparente, quelle qu'en soit la cause, que lorsqu'il se manifestera des signes de putréfaction, c'est-à-dire que la peau changera de couleur, et que le corps commencera à sentir mauvais.

Mort apparente causée par l'ivresse.

L'abus du vin, de l'eau-de-vie ou autres liqueurs, produit d'abord l'ivresse ; mais si l'abus est porté à l'excès, de l'ivresse on passe bientôt à un état d'engourdissement et d'insensibilité que l'on a désigné sous le nom de *mort apparente.*

Pour secourir l'individu qui est dans cet état, il faut d'abord le déshabiller et l'étendre sur de la paille. On lui donnera un lavement d'eau froide, dans laquelle on mettra quatre cuillerées à bouche de vinaigre, et autant de sel de cuisine, que l'on fera bien fondre; de demi-heure en demi-heure, on donnera un semblable lavement.

On frottera tout le corps du malade avec un morceau d'étoffe de laine trempé dans du vinaigre. Dès qu'il pourra avaler, on lui fera prendre une infusion légère de thé, et dans chaque tasse on mettra un peu de sucre et une cuillerée à bouche de vinaigre, ou le jus de la moitié d'un citron.

A défaut de thé, on pourra faire de la

limonade, en mettant du vinaigre dans de l'eau froide, jusqu'à acidité agréable; on y ajoutera du sucre ou du miel.

Le malade ayant repris ses sens, on le couchera dans un lit, et on aura soin de lui laisser la tête à découvert, et de la lui élever.

Quelques médecins ont conseillé de donner l'émétique comme premier secours contre la mort apparente causée par l'ivresse; mais ce moyen m'a paru dangereux sous plusieurs rapports :

1° Parce que les efforts du vomissement pourraient augmenter l'engorgement du cerveau;

2° Parce que l'inflammation de l'estomac, qui existe presque toujours en pareil cas, pourrait être exaspérée par l'émétique.

3° Parce que le malade ne pouvant pas avaler, les moyens qu'on emploierait pour lui introduire de l'eau émétisée dans l'estomac, pourraient avoir des résultats fâcheux.

Mort apparente causée par le froid.

Il est rare qu'en France le froid soit assez grand pour que les habitans de la campagne en soient frappés de mort apparente; cependant on a vu, en certains hivers, des malheureux n'ayant pas d'asile passer la nuit dehors, et être trouvés morts de froid.

Lorsqu'un individu sera dans cet état, comme la mort peut ne pas l'avoir encore frappé, on le déshabillera, on l'envelop-

13.

pera dans une couverture de laine, et on le placera dans un lieu où il n'y ait point de feu, ni de chaleur communiquée par quelque tuyau de poêle.

‹ Pendant ce tems, on préparera un bain d'eau froide de puits, s'il est possible; on y mettra le malade : cinq minutes après qu'il y sera, on versera, dans l'eau du bain, une tasse d'eau chaude; cinq minutes après on en versera une seconde, et ainsi de cinq minutes en cinq minutes, jusqu'à ce que l'eau du bain devienne tiède.

Tandis que la personne sera dans le bain, on lui jettera au visage de l'eau de la baignoire; on lui fera respirer du vinaigre ou de l'alcali volatil.

Dès qu'on sentira les battemens du cœur,

et que la respiration se rétablira, on ôtera le malade du bain, on l'essuiera fortement avec des linges secs, puis on le mettra dans un lit qu'on aura bien séché avec une bassinoire, mais qu'on aura soin de laisser un moment découvert, afin qu'il ne soit pas chaud quand le malade y entrera.

Quand il sera au lit, on lui donnera à boire quelques cuillerées de bon vin mêlées avec autant d'eau, et sucré.

Si l'engourdissement des membres continuait, on ferait prendre au malade un mélange d'eau et de vinaigre (quatre cuillerées de vinaigre par verre d'eau), et on lui donnerait un lavement d'eau salée et de vinaigre, tel qu'il est indiqué dans le cas de *mort apparente causée par l'ivresse.*

Si on ne pouvait pas mettre le malade dans un bain, on lui laverait tout le corps avec des linges imbibés d'eau froide, ou on le frotterait avec de la neige, ayant toujour soin de l'essuyer à mesure avec des linges secs, et de continuer longtems l'emploi de ces moyens, attendu que l'on cite des exemples d'individus frappés de mort apparente par le froid, qui ne sont revenus à la vie qu'au bout de plusieurs jours, malgré les soins qu'on leur portait.

CHAPITRE XXIII.

Empoisonnemens.

On donne le nom d'*empoisonnement* aux effets que produit une substance malfaisante qui a été avalée.

L'empoisonnement peut être accidentel, volontaire ou criminel.

Lorsque l'empoisonnement est accidentel, il faut employer tous les moyens pour rassurer le malade sur son état, et tâcher de bien lui persuader qu'il ne court aucun danger de perdre la vie.

Si l'empoisonnement est volontaire, dans la crainte que la personne à laquelle

on porte secours n'ait toujours l'intention
de se détruire, il faudra surveiller attenti-
vement ses actions; elle pourrait avoir encore sur elle les restes du poison, et les
avaler dans l'instant où on n'y ferait pas
attention.

Quand on présume que l'empoisonnement est criminel, on doit écarter du malade tout individu suspect, et surtout ne
confier à personne le soin de préparer les
boissons que l'on veut faire prendre au
malade.

Enfin, que l'empoisonnement soit accidentel, volontaire ou criminel, on doit
y porter secours le plus promptement possible, et ne pas oublier que, dans le traitement, le succès des moyens dépend de la
promptitude que l'on met à les employer.

Je n'offrirai pas ici la liste des substances qui peuvent empoisonner; un grand nombre est connu de tout le monde ; et les poisons que le vulgaire ne connaît pas, doivent rester ignorés, dans la crainte que des mains criminelles n'en fassent un mauvais usage.

Je diviserai les empoisonnemens en trois classes :

La première comprendra l'*empoisonnement causé par des substances âcres et corrosives,* telles, par exemple, que l'arsenic ;

La seconde, l'*empoissonnement produit par des substances narcotiques,* telles que l'opium, une forte décoction de têtes de pavots, etc.;

La troisième, l'*empoisonnement causé par des substances alimentaires,* telles que le seigle ergoté, les moules et les champignons.

Empoisonnement par des substances âcres et
corrosives.

Lorsqu'une personne a avalé un poison
corrosif, elle ressent à la bouche, à la langue, à la gorge, au cou, à l'estomac et
aux entrailles, une vive ardeur et une
sorte de crispation. Bientôt les douleurs
sont plus vives; elles augmentent à chaque
instant, deviennent affreuses, particuliè-
rement dans l'estomac, et ne tardent pas
à faire ressentir toute leur violence dans le
bas-ventre. Le hoquet survient; le malade
étouffe, a des envies de vomir; il vomit,
et quelquefois les matières sont teintes de
sang, ainsi que celles rendues par les
selles.

La personne empoisonnée éprouve dans

les membres des crampes douloureuses, un froid glacial ; quelquefois cependant la peau est brûlante. Il paraît sur le corps des taches rouges ou livides, souvent une éruption de petits boutons.

Tout à coup le visage se décompose, l'œil est hagard, le malade ne voit plus; il éprouve des convulsions horribles, et tombe enfin dans un délire avant-coureur de la mort.

Les premiers secours à porter à une personne qui est empoisonnée, sont de lui faire rendre le poison par le vomissement, puis par les selles, et de calmer ensuite l'irritation de l'estomac et des intestins.

On commencera donc, pour provoquer le vomissement, par faire boire au malade, de deux minutes en deux minutes, un verre d'eau tiède miellée, jusqu'à ce qu'il vomisse. On entretiendra le vomissement par la même boisson.

Pendant ce tems, on donnera au malade des lavemens d'eau chaude miellée, semblable à celle qui a servi à le faire vomir.

Dans le cas où on n'aurait pas de miel pour mêler à l'eau, on pourrait le remplacer en faisant fondre quatre gros de gomme arabique par pinte d'eau.

Si le vomissement se faisait difficilement, on l'exciterait en portant les doigts dans le gosier du malade, ou en y introduisant une plume, du côté de ses barbes, que l'on aurait soin de tremper dans l'huile pour qu'elles n'irritent pas la gorge.

Dès que la personne empoisonnée aura suffisamment vomi, ce que l'on jugera en voyant cesser les effets du poison, on cessera l'eau miellée, et on la remplacera par du lait froid, que l'on boira, par gorgées, de moment en moment.

Le même lait froid sera donné en lavement. Si, malgré cela, le ventre était encore douloureux, le malade serait mis dans un bain tiède, où il resterait plusieurs heures, et que l'on entretiendrait avec de l'eau chaude, afin qu'il ne refroidit pas.

D'heure en heure, le malade prendra une cuillerée à bouche de la potion suivante, jusqu'à ce que les douleurs de l'estomac, des intestins, ou les crampes des membres, soient entièrement calmées.

Potion. Prenez :

• D'eau de tilleul, deux onces ,

D'eau de fleur d'orange, deux onces,

De laudanum de Rousseau, 20 gouttes,

De sirop d'iacode, une once.

Mêlez.

Empoisonnement par des substances nar-

cotiques.

On donne le nom de *narcotiques* aux sub-stances qui provoquent le sommeil, telle que l'opium, ou une décoction de têtes de pavots, etc., prises à haute dose, les narcotiques peuvent causer la mort. L'in-dividu qui est donc empoisonné par une substance narcotique, tombe dans un état d'engourdissement qu'il ne peut vaincre. Il a le regard hébété, et se plaint de pe-santeur de tête et d'envie de dormir ; l'une et l'autre vont toujours en augmentant.

Quelquefois le délire survient, et tous les membres ont des mouvemens convulsifs, suivis de vomissemens.

Pour porter secours à la personne empoisonnée, on la fera vomir, au moyen de quatre grains d'émétique fondus dans trois verres d'eau, et dont elle boira un verre de quart d'heure en quart d'heure, jusqu'à ce que le vomissement soit bien établi.

Lorsque le malade aura vomi suffisamment, on lui donnera un lavement d'eau froide, dans laquelle on aura fait fondre deux cuillerées de sel de cuisine. Quand le lavement aura fait son effet, on donnera au malade une tasse de café à l'eau, que l'on fera en versant un verre d'eau bouillante sur une once de café brûlé et en poudre. On laissera refroidir.

Pour boisson, de l'eau sucrée, par verre de laquelle on mettra une cuillerée à bouche de vinaigre.

Si ces moyens ne dissipaient pas l'état de stupeur et d'engourdissement du malade, il faudrait l'agiter beaucoup, et lui faire boire du vinaigre pur. On lui donnerait ensuite un lavement d'eau froide, dans laquelle on mettrait quatre onces de vin* émétique.

EMPOISONNEMENT PAR DES SUBSTANCES ALIMENTAIRES.

Seigle ergoté.

Le seigle est sujet à une maladie qui change sa forme et altère ses qualités nutritives. Cette maladie se reconnaît au

grain, qui, récouvert d'une écorce violette, se courbe, et s'alonge de douze à
quinze lignes. Mélangé dans le pain, il ne
tarde pas à faire ressentir ses propriétés
malfaisantes.

Le pain qui contient du seigle ergoté est
parsemé de taches ou de points de couleur
violette ; quelquefois toute la pâte a une
teinte violacée.

Ceux qui ont mangé du seigle ergoté
éprouvent aux pieds un fourmillement
très-incommode, puis des envies de vomir. La tête devient lourde, et les doigts
des mains se contractent avec violence.
Les malades se plaignent d'un feu dévo-
rant aux pieds et aux mains. Les douleurs
sont suivies de vertiges, la vue se trouble,
le cerveau se dérange ; les malades parais-

sent ivres, et leur bouche se remplit d'une écume jaune, verdâtre ou sanguinolente.

La première chose à faire est de cesser l'usage du pain qui contient du seigle ergoté, et de donner pour boisson, au malade, de l'eau miellée, par verre de laquelle on mettra une cuillerée à bouche de vinaigre, et autant d'eau de fleur d'orange.

Moules.

Les accidens que les moules peuvent causer, lorsqu'on en a mangé, dépendent peut-être autant de la disposition de l'individu que de la qualité malfaisante de ce coquillage. Cependant, comme on a vu des personnes être malades après avoir mangé des moules, et éprouver les symptômes de l'empoisonnement, on ne doit pas négliger les secours à administrer en pareil cas.

On commencera donc par donner l'eau tiède miellée, jusqu'à ce que le malade vomisse (comme il est indiqué pour l'*empoisonnement par les substances âcres et corrosives.*)

Quand le malade aura suffisamment vomi, on lui fera prendre quelques lavemens d'eau chaude, et pour boisson, on le mettra à l'usage d'une infusion légère de thé sucrée.

Champignons.

Malgré les accidens causés journellement par les champignons, que la gourmandise a mis à toutes sauces, on en voit sur toutes les tables. Ce mets est d'autant plus dangereux, qu'il est impossible de connaître les bons champignons d'avec ceux qu'on ne doit pas manger. Pour en convaincre les incrédules, je vais rapporter ce qu'en dit M. H. Chaussier, dans son ouvrage sur les contre-poisons :

« Les caractères qui peuvent faire distinguer les champignons dangereux des champignons bons à manger, ne sont pas toujours assez précis, assez constans pour guider dans leur choix d'un manière bien certaine.

» Les champignons qui, dans les forêts, croissent à l'ombre, sont, en général, très-mauvais; cependant, ce n'est point parce qu'ils sont privés des rayons du soleil qu'ils acquièrent une qualité nuisible, car les meilleures couches de champignons bons à manger sont placées dans l'obscurité.

» En France, on doit rejeter les champignons qui ont été attaqués par des insectes, et qu'on dit vulgairement *piqués des vers*. En Lygurie, ces mêmes champignons sont excellens : j'ai vu les manger crûs.

» Les champignons dangereux ont assez ordinairement une odeur rebutante. On trouve en Piémont quelques champignons nuisibles, dont l'odeur n'a rien de désagréable.

» On doit suspecter les champignons, lorsqu'en les coupant on remarque à la tranche plusieurs couleurs; et cependant quelques champignons des États de Gênes, où l'on n'en connait aucun de mauvaise qualité, offrent plusieurs nuances quand on les coupe.

» Ainsi, l'odeur, la couleur et la saveur ne présentent pas des caractères distincts entre les champignons de mauvaise qualité et ceux qu'on peut manger sans danger. On doit sentir, d'après cela, combien il est imprudent de manger des champignons. »

J'engage donc les gens prudens à ne jamais manger de champignons. Cependant, dans le cas où, par suite d'en avoir mangé, une personne serait empoisonnée, elle éprouverait à-peu-près les mêmes accidens que dans l'empoisonnement par les substances âcres et corrosives, et les secours à porter seraient les mêmes. (*Voyez le traitement indiqué contre l'empoisonnement par les substances âcres et corrosives.*

CHAPITRE XXIV.

Corps arrêté dans le gosier.

Lorsqu'un corps est arrêté dans le gosier, le malade éprouve une douleur vive, si le corps est petit et dur, tel qu'une épingle, une aiguille, ou un os. Mais si le corps est volumineux,, il intercepte le passage de l'air, et alors le malade ne pouvant plus respirer, peut mourir suffoqué, si les plus prompts secours ne lui sont pas portés.

On a deux moyens d'ôter un corps arrêté dans le gosier, qui sont de le retirer ou de l'enfoncer dans l'estomac. On doit toujours tenter le premier moyen, et n'em-

15

ployer le second que lorsqu'il est impossible d'atteindre le corps arrêté, ou que le danger du malade n'en donnerait pas le tems.

Pour retirer un corps arrêté dans le gosier, on doit d'abord, s'il n'est pas enfoncé trop avant, essayer de le saisir avec les doigts. Si on ne peut pas y parvenir, on se servira de petites pincettes étroites et minces, ou de tout autre objet qui puisse remplir le même but.

Lorsqu'on n'a pu réussir à retirer le corps ni avec les doigts ni avec les pinces, il faut employer le crochet, que l'on fait de la manière suivante :

On prend un morceau de fil de fer, long de deux pieds, et gros comme une petite aiguille à tricoter; on le plie en deux par le milieu, en rapprochant les deux côtés dans toute leur longueur ; puis, à l'extrémité qui était le milieu, on fait un petit crochet ; on introduit ce crochet dans le gosier, plus bas que l'endroit où le corps est arrêté. Quand on est certain de l'avoir dépassé, on retire à soi le fil de fer, en tachant d'accrocher le corps, et de l'amener hors du gosier.

On peut encore employer un petit morceau d'éponge, bien sèche, que l'on attache fortement, avec du fil, au bout d'un long brin de baleine, et que l'on introduit vîtement dans le gosier, pour que l'éponge n'ait pas le tems de s'humecter en passant.

Lorsque l'éponge est parvenue plus bas que le corps arrêté, on la laisse là un moment, et le malade boit lentement de l'eau pour mouiller l'éponge, qui se gonfle, et que l'on retire alors, pour qu'elle entraîne avec elle le corps arrêté dans le gosier.

Pour enfoncer un corps arrêté dans le gosier, on peut se servir d'un poireau, dont on coupe la racine, et que l'on introduit, par ce même bout, dans le gosier, pour pousser le corps jusque dans l'estomac.

Comme un poireau peut casser en s'en servant, et augmenter les accidens, je préfère que l'on prenne un rouleau de linge long d'un pied, et gros comme le petit doigt. On aura soin de le tremper dans l'huile, ou de le graisser, avant de l'introduire dans le gosier. On s'en servira comme du poireau pour pousser le corps arrêté, et le faire descendre dans l'estomac.

Lorsque le corps sera ôté du gosier, soit

en l'ayant retiré, soit en l'ayant enfoncé, si le malade éprouve beaucoup de chaleur et de cuisson dans là gorge, il avalera lentement, par gorgées, du lait froid, de l'eau d'orge miellée, ou de la limonade. Il continuera cette boisson pendant un jour ou deux.

CHAPITRE XXV.

PIQURE ET MORSURE DES ANIMAUX VENIMEUX ET ENRAGÉS.

Piqûre des animaux vénimeux.

Les animaux qui portent un dard, tels que l'abeille, la guêpe, la fourmi, etc., font une piqûre qui occasione une très-forte douleur; il se forme presqu'aussitôt une enflure rouge, dont le milieu est dur, tant que l'aiguillon reste dans la place.

La première chose à faire est de retirer l'aiguillon, ce que l'on peut exécuter avec la pointe d'une épingle ou une petite pince. Dès que le dard est ôté, la douleur cesse

presqu'aussitôt. Si on ne peut parvenir à
retirer l'aiguillon, on frottera l'endroit de
la piqûre avec un mélange d'une partie
d'alcali volatil et de deux parties d'huile
d'olive mises ensemble dans une bouteille,
que l'on agitera longtems, pour que le
mélange soit bien fait avant de s'en servir.
Dans le cas où on ne pourrait pas se procurer d'alcali et d'huile, on les remplacerait par du vinaigre ou de l'eau salée,
dont on imbiberait une compresse, que
l'on mettrait sur la partie douloureuse.

Morsure des animaux vénimeux.

Les animaux vénimeux dont la morsure
est dangereuse, sont les serpens. En France,
nous n'avons que la vipère. Les accidens

de la blessure que fait ce reptile s'annoncent par des étourdissemens, des envies de
vomir; par la douleur, l'engourdissement
et l'enflure du membre ou de la partie où
la morsure a été faite.

Dès qu'une personne qui vient d'être
mordue par une vipère, éprouve les symptômes du venin, il faut laver la plaie et la
faire saigner, en la pressant doucement;
puis verser dessus de l'alcali volatil, et recouvrir l'endroit de la morsure d'une compresse trempée dans l'alcali.

On fera boire au malade un verre d'eau
sucrée, dans laquelle on mettra deux
cuillerées à bouche d'eau de fleur d'orange
et dix gouttes d'alcali volatil.

Si les accidens ne se calmaient pas une
demi-heure après avoir pris le premier

verre d'eau sucrée, on en prendrait un second, préparé de la même manière.

Morsure d'animaux enragés.

De tous les animaux qui peuvent être
attaqués de la rage, le chien est celui qui,
le plus ordinairement, la communique à
l'homme. Et comme la morsure d'un animal malade ne diffère en rien de celle
d'un autre qui serait sain, il est donc nécessaire, avant tout, de faire connaître
les signes qui annoncent qu'un chien est
enragé.

Le chien qui est malade de la rage, paraît, dans les premiers jours, triste et
abattu; tapi dans un coin, il cherche l'obscurité; il n'aboie pas, mais il grogne souvent, surtout contre les étrangers; il con-

naît encore son maître, et le flatte; il refuse également la boisson et la nourriture; s'il marche, il chancèle, et paraît endormi. Cet état dure ordinairement deux ou trois jours. Mais la maladie faisant des progès, l'animal quitte tout à coup la maison de son maître; il a la tête basse, le poil hérissé, la queue serrée entre les jambes, l'œil fixe et brillant, la gueule béante et pleine d'une salive écumeuse; il fuit de tous côtés; sa démarche est incertaine, tantôt lente, tantôt précipitée. S'il rencontre un animal de son espèce, il le poursuit, le mord quand il peut l'atteindre, et le laisse aussitôt qu'il est satisfait. Il éprouve des accès de fureur qui reviennent par intervalles; alors il se jette sur tout ce qu'il rencontre; même sur son maître; il n'aboie plus, l'eau, la lumière, les couleurs vives redoublent ses accès; ses membres sont agités de mouvemens convulsifs; enfin il meurt au bout de deux ou trois jours, et son cadavre se pourit promptement, en répandant une odeur infecte.

Ces signes, qui font connaître qu'un chien est enragé, sont à peu près les mêmes dans tous les animaux malades de la rage.

On doit donc, dès qu'un animal a quelques symptômes de cette maladie, ou qu'il a mordu quelqu'un, ne point le tuer, mais l'enfermer, en lui donnant chaque jour à boire et à manger, et le garder ainsi assez longtems, pour s'assurer s'il a véritablement la rage.

Lorsqu'une personne a été mordue par un animal enragé, il faut, pendant qu'on lui porte secours, la rassurer, et bien lui persuader que l'animal n'est pas malade de la rage.

On commencera par lui ôter tous ses vêtemens, sans exception, et on les mettra dans l'eau, afin que la bave de l'animal, qui pourrait être restée aux habits, ne communique pas la rage en touchant le corps, que l'on lavera aussi avec une éponge trempée dans de l'eau de savon. On fera bien saigner la plaie de la morsure, en la pressant dans tous les sens; on la lavera avec de l'eau de savon chaude, ou de l'eau salée, ou du vinaigre; on l'essuiera avec un linge rude, en frottant fortement afin d'irriter la plaie.

Pendant ce tems, on fera rougir au feu un morceau de fer, tel qu'un gros clou, que l'on appliquera de suite sur la plaie, en ayant soin de l'enfoncer dans les trous que les dents de l'animal auraient pu faire, de manière à brûler la plaie dans toute sa profondeur.

Si la personne qui a été mordue n'avait pas le courage de supporter l'application du fer rouge, il faudrait alors brûler la plaie avec le muriate d'antimoine liquide, ou, à défaut, l'huile de vitriol (acide sulfurique), ou l'eau forte, ou l'alcali volatil; cette dernière substance ne devra être employée que dans le cas où on ne pourrait pas se procurer les autres.

N'importe laquelle de ces quatre substances aura été choisie, on s'en servira de la manière suivante :

On fera un pinceau avec une petite bande de toile effilée, et roulée au bout d'une grosse allumette; on trempera ce pinceau dans le muriate d'antimoine liquide ou autre; on le laissera égoutter, puis on le posera exactement sur la plaie; on recommencera cette opération trois à quatre fois de suite.

Si la plaie était profonde, il faudrait tremper un petit rouleau de charpie dans le muriate d'antimoine, puis l'introduire dans la plaie, et l'y laisser pendant trois à quatre heures.

Dans tous les cas, que la plaie ait été brûlée par le fer rougi au feu, ou par le muriate d'antimoine liquide, on devra aussitôt après mettre sur l'endroit brûlé un emplâtre-vésicatoire qui soit beaucoup plus grand que la brûlure ; on levera ce vésicatoire douze heures après, et on le pansera pendant une quinzaine de jours avec du beure étendu sur des feuilles de poirée. On fera boire au malade une infusion de tilleul et de feuilles d'oranger.

Comme le venin de la rage passe promptement dans le sang, on ne doit point mettre de retard dans l'emploi des moyens que je viens d'indiquer ; et si l'on n'était pas certain de la maladie de l'animal qui aurait mordu, il vaudrait encore mieux traiter comme venant d'un animal enragé une plaie qui ne le serait pas, que d'en négliger une qui pourrait communiquer la rage.

Depuis plusieurs années, différents remèdes ont été annoncés comme guérissant
de la rage; mais leurs vertus n'étant pas
encore bien constatées, j'engage ceux auxquels l'accident d'être mordu arriverait,
de faire exactement ce que je prescris, et
de ne pas tenter d'autres moyens, ceux
que j'indique étant suivis dans tous les
hôpitaux, et reconnus immanquables.

CHAPITRE XXVI.

NOYÉS ET ASPHYXIÉS.

Noyés.

L'expérience a démontré que le séjour dans l'eau pendant plusieurs heures ne suffit pas toujours pour donner la mort; ainsi, toutes les fois qu'un individu que l'on retire de l'eau n'est pas dans un état de putréfaction, on doit s'empresser de lui administrer des secours. La couleur violette ou noire du visage, le refroidissement du corps, la roideur des membres ne sont pas des preuves certaines de mort.

Lorsqu'on retire un individu de l'eau, il

16.

faut bien se gardrer de le suspendre par les pieds; il faut, au contraire, le coucher sur le côté droit, en faisant un peu pencher sa tête, pour faciliter l'écoulement de l'eau qui se trouve dans la bouche et les narines. Quand il sera resté dans cette position pendant deux à trois minutes, on l'étendra sur le dos, la tête un peu élevée, et couverte chaudement par un bonnet de laine ou autre chose.

On ôtera alors tous les habits du noyé, en ayant soin de les couper dans toute leur longueur, afin de ne point le remuer.

Pendant cette opération, que l'on terminera le plus promptement possible, on allumera du feu avec de la paille ou des fagots, afin de produire une grande flamme, et on placera le noyé à une grande distance de ce feu, dont l'unique objet est d'échauffer doucement l'air de la chambre, et de réchauffer lentement le noyé, si les secours sont donnés dans la campagne en plain air, car il serait très-dangereux d'exposer trop promptement le corps d'un noyé à la chaleur du feu.

Après avoir bien essuyé et séché le corps de l'individu, on le recouvrira d'une ou deux couvertures de laine, et, sans le découvrir, on lui frottera la poitrine, le ventre, et l'épine du dos avec des étoffes de laine bien chauffées ; et en même tems, on promènera sur la couverture une bassinoire, ou des fers à repasser qui soient bien chauds; on les laissera un peu séjourner sur la poitrine et le ventre. De tems en tems on mettra sous le nez du noyé un flacon d'alcali volatil. On lui chatouillera l'intérieur des narines avec les barbes d'une plume.

Dès que le noyé pourra avaler, on lui donnera une cuillère d'eau-de-vie camphrée, ou une cuillerée d'eau avec un tiers d'eau de Cologne ou de Mélisse.

Si ces moyens ne le font pas revenir, on lui donnera un lavement d'eau salée ou d'eau de savon; et on fera brûler sur le creux de son estomac, sur ses bras et sur ses cuisses des petits morceaux d'amadou.

On ne doit pas oublier que l'effet des secours est lent et presque insensible; le plus souvent ils ne réussissent qu'autant qu'ils sont prolongés pendant plusieurs heures sans interruption. Enfin on ne doit

jamais perdre de vue que la putréfaction
est le seul signe certain de mort.

Asphyxies.

Un individu est asphyxié toutes les fois
qu'il est dans un état de mort apparente
pour avoir respiré la vapeur du charbon
qui s'allume, celle des fosses d'aisance,
des égoûts, des cuves de raisin en fermen-
tation, l'odeur des fleurs, etc.

Pour porter secours à une personne asphyxiée, on doit de suite l'éloigner de l'endroit infecté par la vapeur malfaisante, et
l'exposer au grand air.

On déshabille l'individu, et on le couche
sur le dos, ayant soin que la tête et la poi-
rine soient un peu élevées. Pendant trois

ou quatre minutes on lui jette sur le visage, la poitrine et le ventre, de l'eau froide vinaigrée; on essuie les parties mouillées. Aussitôt on recommence à jeter de l'eau et à l'essuyer de la même manière, avec des linges chauds : ce que l'on doit continuer longtems.

On frotte les bras, les cuisses et les jambes avec des linges mouillés de vinaigre.

On frotte aussi la plante des pieds, et le dedans des mains, avec des brosses de crin.

On chatouille l'intérieur du nez avec les barbes d'une plume.

Si le malade respire, on tâchera de lui faire avaler de l'eau froide, à laquelle on ajoutera un quart de vinaigre

On donnera des lavemens d'eau froide avec un tiers de vinaigre.

Lorsque l'individu qui est asphyxié aura repris ses sens, on le placera dans un lit chaud, mais on aura soin de tenir les fenêtres de la chambre ouvertes, et d'éviter tout bruit qui pourrait empêcher le malade de reposer.

On lui donnera à boire un peu de vin chaud sucré.

Si le malade se plaignait du mal de tête, on lui ferait prendre un bain de pieds, dans de l'eau chaude, à laquelle on ajouterait un quarteron de farine de moutarde; il y resterait pendant vingt minutes.

Nota. Dans les secours à porter que j'ai indiqués pour les noyés et les asphyxiés, je n'ai point parlé des moyens à employer

pour introduire de l'air dans les poumons,
pour deux raisons : la première, parce que
les instrumens inventés à cet effet ne peuvent
être mis en usage que par des chirurgiens ;
la seconde, parce que je me suis assuré,
par un grand nombre d'expériences, qu'il
est impossible d'introduire de l'air dans les
poumons en soufflant avec la bouche ap-
pliquée à celle de la personne asphyxiée.
D'après cela, j'ai donc cru bien faire en
ne citant pas un moyen qui, d'une part,
est impraticable aux gens étrangers à la
chirurgie, et, de l'autre, serait plus nuisible qu'utile.

SUPPLÉMENT

INDIQUANT LE MOYEN DE SE PRÉSERVER

DE LA MALADIE VÉNÉRIENNE,

LES SIGNES QUI LA FONT CONNAITRE,

ET CE QU'IL FAUT FAIRE POUR LA TRAITER A SON DÉBUT.

La maladie vénérienne étant contagieuse (ce qui veut dire qu'elle se gagne), et se déclarant quelquefois très-promptement, je pense que si les signes qui l'annoncent étaient connus de tout le monde, ils empêcheraient peut-être ceux qui ont la vérole de la communiquer à d'autres.

C'est donc dans cette intention que j'ai

ajouté ce supplément, dans lequel sont décrits les premiers symptômes de la maladie vénérienne, et ce qu'il faut faire pour les traiter dès qu'ils paraissent, en attendant qu'on ait pu voir un médecin. Mais comme il est encore plus utile d'empêcher un mal de venir que de le traiter quand on l'a, je vais commencer par indiquer les moyens de s'en préserver.

Je terminerai ce supplément par l'exposé des signes qui indiquent qu'un enfant a la vérole en venant au monde.

Moyen de se préserver de la maladie vénérienne.

Des essais faits par moi, et répétés sur plusieurs personnes, m'ont prouvé que *le savon ordinaire* avait la propriété de détruire les effets du virus vénérien, en empêchant sa contagion.

Quoique, à ma connaissance, ce moyen n'ait jamais manqué son effet, je ne le donne cependant pas comme infaillible;

mais n'offrant aucun inconvénient dans
son usage, et n'étant ni dispendieux ni difficile à exécuter, je crois que ceux que les
circonstances mettront dans le cas de s'en
servir feront bien de l'employer.

Voici donc ce qu'il faut faire :

On prend du savon ordinaire que l'on
râpe et que l'on étend sur du papier gris,
afin de le faire sécher, soit au soleil, soit
au four, ou sur un poêle ; lorsqu'il est bien
sec, on le réduit en poudre en l'écrasant,
et on le conserve, pour s'en servir, dans
des boîtes de carton ou de bois.

Quand un homme veut employer ce savon, il faut, aussitôt qu'il vient d'avoir
commerce avec une femme dont il sus-
pecte la santé, qu'il lave bien sa verge, et
toutes les parties environnantes, avec de
l'eau ordinaire ; puis, qu'il détrempe avec
très-peu d'eau, soit dans le creux de sa
main, soit dans une tasse, une forte pincée
de la poudre de savon, et qu'il en frotte,
pendant dix minutes, toute sa verge et les

alentours, de manière à couvrir cette partie d'une mousse de savon très-épaisse. Il
se lavera ensuite avec de l'eau ordinaire.

Si c'était une femme qui voulût employer le savon, il faudrait d'abord qu'elle
se lavât bien la partie, en faisant des injections d'eau tiède, avec une seringue à
injections, puis après qu'elle se servît de
l'eau de savon pour se laver extérieurement et intérieurement, en faisant encore
des injections avec ladite eau de savon.

Elle achèverait sa toilette avec l'eau ordinaire.

Dans le cas où le rapprochement des
deux sexes aurait eu lieu par une voie illi-
cite, il conviendrait de prendre l'eau de
savon en lavement.

Signes qui font connaître la maladie vénérienne.

Parmi les signes qui font connaître que
l'on a la maladie vénérienne, je n'indique-
rai que ceux qui se montrent prompte-

ment, peu de tems après un commerce impur, et qui la communiquent avec le plus de facilité : tels sont l'écoulement connu sous le nom de *chaude-pisse* et les *chancres.*

Les autres signes, qui sont les poulains (grosseurs douloureuses qui viennent principalement dans les aines), les choux-fleurs, les crêtes de coq (excroissances d chair qui viennent au bout de la verge, l'anus, et à la partie chez la femme), les poireaux et les pustules (petites taches épaisses, rouges ou brunes, qui viennent sur la peau), ne pouvant être jugés que par un chirurgien, et d'ailleurs ne paraissant que lentement, et ne pouvant pas communiquer la maladie avec autant de promptitude, laissent au malade le tems de consulter et de savoir ce qu'il a.

Signes qui font connaître la chaude-pisse ch l'homme.

La chaude-pisse se déclare, le plus o

dinairement, du second au huitième jour
après avoir vu une femme malsaine, rarement plus tard.

Cependant on cite des exemples de
chaude-pisses qui ne se sont montrées qu'au
douzième jour, et même au vingt-deuxième.

Le malade éprouve d'abord, à l'extrémité de la verge, surtout quand il rend ses
urines, un chatouillement pour ainsi dire
agréable, qui augmente graduellement, et
se change bientôt en une cuisson fort incommode. A cette époque, le bout de la
verge enfle, devient rouge, et l'écoulement
paraît. Il augmente toujours avec la douleur, qui est brûlante, surtout au moment de rendre les urines, dont le besoin
se renouvelle à chaque instant.

Quelquefois l'inflammation se communique jusqu'aux testicules, qui deviennent
tout-à-coup enflés et très - douloureux :
c'est ce qu'on nomme une *chaude-pisse tom-*
bée dans les bourses.

Traitement. Dès qu'on s'aperçoit qu'on

à la chaude-pisse, il ne faut point faire de longues marches, ni danser, ni monter à cheval.

On ne prendra ni café, ni vin pur, ni liqueurs.

On boira abondamment d'une tisane rafraîchissante, telle que de l'eau d'orge miellée, ou de la limonade, ou du sirop d'orgeat, à la dose d'une cuillerée à bouche par verre d'eau.

On baignera la verge dans de l'eau de guimauve tiède, trois à quatre fois par jour, pendant dix minutes chaque fois.

On aura soin de porter un suspensoir (1), afin d'empêcher que la chaude-pisse ne tombe dans les bourses.

Si, malgré cette précaution, cet acci-

_____

(1) Les suspensoirs sont faits en toile ou en tricot, et servent à soutenir les bourses. On en vend chez les chirurgiens-herniaires ou bandagistes, et chez les marchands de bandages.

dent arrivait, il faudrait que le malade se
mît de suite au lit, et qu'il appliquât sur
ses testicules des compresses trempées dans
du vinaigre froid, et arrosées de tems en
tems, jusqu'à l'arrivée du chirurgien.

*Signes qui font connaître la chaude-pisse chez la
femme.*

Les signes qui font connaître la chaude-
pisse chez la femme sont bien moins sensibles que chez l'homme; la disposition
des parties en est la cause. Cependant,
cette maladie s'annonce de même par une
démangeaison incommode et une grande
cuisson lorsque la femme rend ses urines;
l'entrée de la partie est rouge et enflée, ce
qui fait éprouver à la malade beaucoup de
peine pour marcher ou s'asseoir. Enfin l'é-
coulement paraît, et sa couleur offre toujours une teinte jaune ou verte, plus fon-
cée que dans les fleurs blanches ordinaires.
Cependant, ce signe n'étant pas très-cer-

tain, j'engage toute femme qui aurait un écoulement, accompagné de démangeaisons et de cuissons en urinant, à ne point se laisser approcher par un homme, attendu qu'elle pourrait lui donner la chaudepisse, quand bien même elle n'aurait pas la vérole, et que les signes que je viens d'indiquer ne dépendraient que de l'âcreté de ses fleurs blanches.

Traitement. Le traitement de la femme est le même que pour l'homme.

Il consiste à ne prendre ni café, ni vin pur, ni liqueurs, à boire une tisane d'orge miellée, de limonade ou d'orgeat, et à se laver souvent avec de l'eau de guimauve tiède, don on se servira pour faire des injections dans la partie.

Signes qui font connaître les chancres chez l'homme.

Les chancres paraissent quelquefois douze heures après avoir vu une femme vérolée, d'autres fois au bout de plusieurs semaines ; mais le plus ordinairement ils ne se montrent que du troisième au sixième jour.

Les endroits où les chancres viennent le plus souvent, chez l'homme, sont le gland (on nomme *gland* le bout de la verge), et le prépuce (le *prépuce* est la peau qui recouvre le gland).

Les chancres s'annoncent ordinairement par de petits boutons rougeâtres, qui ne causent d'abord qu'une démangeaison incommode.

Le sommet de ces petits boutons blanchit bientôt, et il en sort une eau roussâtre, claire et très-âcre ; les chancres deviennent alors cuisans. Peu après, leur centre se creuse, leurs bords se durcissent, sont rouges et enflammés, et ils rendent du pus.

Traitement. On fera le même traitement que pour la chaudepisse, et de plus, on appliquera, sur les chancres, de la charpie trempée dans de l'eau de guimauve, et maintenue par une compresse dont on entourera la verge.

Signes qui font connaître les chancres chez la femme.

Les chancres, chez la femme, viennent ordinairement à la face interne des grandes lèvres (on nomme *grandes et petites lèvres* les replis de la peau qui forment l'ouverture de la partie); sur toute l'étendue des petites lèvres, et à l'entrée du vagin. Quelquefois ils se propagent jusqu'à l'anus.

Ils commencent de la même manière que chez l'homme, et suivent une marche semblable ; seulement, le contact des parties de la femme et l'humidité dont elles sont abreuvées, font faire aux chancres des progrès plus rapides.

Traitement. Il est le même que pour l'homme, sauf l'application de la charpie, qui doit être placée, en tampon, à l'entrée

17.

du vagin, afin d'empêcher que les côtés de l'ouverture de la partie puissent se toucher.

Lorsque les chancres existent, soit chez l'homme, soit chez la femme, on ne doit jamais appliquer dessus des eaux astringentes, ni les brûler avec la pierre infernale, ou de toute autre manière. Ce moyen, qui semble les guérir sur le champ, ne les fait que disparaître, et bientôt l'humeur chancreuse se portant sur d'autres parties, que l'œil n'aperçoit pas, telles que l'intérieur du nez, les os du crâne, etc., peut y causer des ravages qui ne sont connus quelquefois que lorsqu'il n'est plus tems d'entreprendre leur guérison.

On doit donc regarder les chancres comme le signe le plus grave de la maladie vénérienne, et ne rien négliger pour les guérir, en suivant un traitement complet, dirigé par un habile médecin.

Je conseille, en outre à tout individu

qui aurait eu le plus léger symptôme de
vérole, de ne jamais manquer de le dire au
médecin qu'il consulterait plus tard pour
tout autre mal, n'importe lequel, ou même
qu'il ne consulterait que pour ses enfans,
s'il en avait fait après sa maladie vénérienne.

Signes qui font connaître qu'un enfant a la
vérole en venant au monde.

L'enfant qui vient au monde avec la
maladie vénérienne pouvant la communiquer à sa nourrice en la tétant, on sent
de quelle importance il serait que les gens
étrangers à l'art de guérir, connussent les
signes qui peuvent indiquer qu'un enfant
a la vérole en venant au monde, pour
éviter de le confier aux soins d'une nourrice
saine, qu'il pourrait gâter ; les désagrémens
qui en résulteraient pour les parens de
l'enfant, et les dangers auxquels on expo-
serait la femme chargée de le nourrir, me

paraissent suffisants pour motiver l'utilité des connaissances que je vais tâcher de mettre à la portée de tout le monde.

Le père ou la mère de l'enfant peuvent avoir eu la maladie vénérienne au moment de la conception, ou se l'être communiquée pendant la grossesse, et que, sans faire de traitement, le mal ait disparu assez pour ne laisser aucune trace au moment de l'accouchement; quelquefois même les parens, portant peu d'attention à leur santé, ont eu une légère maladie vénérienne sans savoir qu'ils l'avaient; mais l'enfant a gagné le mal, et l'apporte en naissant.

Voici donc, en pareil cas, les signes de vérole que l'enfant présente en venant au monde :

Il est maigre, chétif; son visage est ridé, et offre l'aspect de la vieillesse; il ne pousse qu'un cri faible; son corps est froid, et on a beaucoup de peine à le réchauffer. Sa peau est comme terreuse, ou marquée de taches livides ou noires. Quelquefois elle est rouge et écailleuse.

Souvent l'enfant n'a que le visage rouge, et les paupières gonflées et fermées.

Ces signes, qui annoncent, au moment de la naissance, que l'enfant a la vérole, doivent faire prendre les précautions nécessaires pour qu'il ne puisse la communiquer à personne; dans cette intention, on doit le nourrir au biberon, et, le plus tôt possible, le faire voir à un chirurgien, qui décidera ce qu'il faut faire, tant pour la mère que pour l'enfant.

CHOLÉRA-MORBUS.

De toutes les maladies qui nécessitent de prompts secours, le *choléra-morbus* est sans contredit la première ; le nombre des cholériques qui ont été sauvés, ayant été traités au début, prouve que, dans ce cas, la médecine n'est efficace que lorsqu'elle agit dès l'invasion ; plus tard, il n'est souvent plus tems.

Mais avant d'indiquer ce qu'il faut faire quand la maladie se déclare, nous allons tracer la conduite à tenir pour s'en préserver.

Traitement préservatif.

Éviter les passions de l'âme : la colère, le chagrin, la peur.

Ne point se livrer aux plaisirs des sens, en se privant du rapprochement des deux sexes.

Ne pas faire d'exercice violent, ou avoir de fatigue extraordinaire.

Manger peu, et faire choix d'alimens de facile digestion.

Ne boire ni café, ni vin pur, ni liqueurs.

Eviter tout refroidissement du corps, et surtout se maintenir le ventre et les pieds chauds, au moyen d'une ceinture de flanelle et de bas ou chaussons de laine.

Si l'on éprouvait de la soif, boire le mélange d'une cuillerée à bouche d'eau-de-vie dans un grand verre d'eau, ou de la limonade légère.

Si l'on était constipé, ou si l'on avait de petites coliques et le dévoiement, il faudrait peu manger, et prendre des lavemens de décoction de graine de lin ou de racine de guimauve.

C'est à tort que l'on a annoncé, comme moyen préservatif du choléra, de boire de l'infusion de camomille, ou de thé, et de ne manger que des viandes roties, surtout du mouton : ce régime *échauffant* suffirait pour déterminer la maladie, et je pense qu'il a plus nui à la population de Paris qu'il ne lui a été utile.

Traitement curatif.

Il existe dans le choléra trois symptômes bien caractérisés : 1° le *refroidissement* de tout le corps ; 2° les *évacuations* par haut et par bas ; et 3° les *crampes.*

Ces syptômes se présentant rarement tous à la fois sur le même sujet : nous allons indiquer séparément ce qu'il faut faire dans chaque cas.

Réfroidissement.—Le cholérique qui offre cet état a la peau glacée, surtout les membres ; souvent le visage est bleu, et le corps présente par places la même couleur.

Dans ce cas, il faut déshabiller le malade, l'envelopper nu dans une couverture de laine, lui placer des fers ou des briques chaudes, aux pieds, aux mains, aux cuissses, et promener des fers chauds sur tout son corps, en dessus de la couverture.

Pendant ce tems, on lui fera boire, de dix minutes en dix minutes, une grande tasse d'infusion *de fleurs de sureau* très-chaude.

Dès que la transpiration sera établie, on la favorisera jusqu'à l'arrivée du médecin.

Si le malade vomit, on lui fera avaler de petits morceaux de glace, ou quelques cuillerées d'eau de *seltz*, et on lui appliquera de quinze à vingt sangsues au creux de l'estomac.

S'il évacue par en bas, on lui donnera des lavemens d'eau tiède, et on appliquera de quinze à vingt sangsues à l'anus.

S'il avait des crampes dans les cuisses, les jambes ou les bras, on le mettrait dans un bain tiède, ou on ferait, avec la main, des frictions sur les parties douloureuses.

Si le malade avait des crampes dans l'estomac, on lui donnerait, de quart d'heure en quart d'heure, une cuillerée à bouche de la potion suivante :

Prenez : Eau de tilleul,
    Eau de fleur d'orange,
De chaque deux onces.

Ajoutez laudanum de Rousseau, vingt gouttes,

Et sirop diacode, une once.

On cesserait l'usage de cette potion dès que les crampes seraient calmées.

Si le malade éprouvait de fortes coliques, il faudrait lui donner, de demi-heure en demi-heure, un demi-lavement de décoction de guimauve, dans lequel on mettrait de dix à vingt gouttes de *laudanum de Rousseau.*

Si, lorsque la chaleur du corps et la transpiration sont bien établis, il se déclarait un grand *mal de tête*, il faudrait appliquer six sangsues derrière chaque oreille.

Dans le cas où le malade aurait beaucoup de soif, il faudrait lui faire boire de la limonade légère ou du bouillon de veau léger, ou enfin une tisane rafraîchissante quelconque.

Tels sont les moyens à employer en attendant l'arrivée d'un médecin ; moyens qui, dans bien des cas, peuvent sauver la vie du malade.

LISTE

DES CHOSES QUE L'ON DOIT AVOIR CHEZ SOI,

ET QUI SONT NÉCESSAIRES.

POUR PORTER LES PREMIERS SECOURS AUX MALADES.

Emétique,
  Divisé par paquets d'un
grain chaque.

Sel de tartre.
Sel de cuisine.
Alun.
Pierre infernale.
Laudanum liquide.
Vin-émétique.
Muriate d'antimoine li-
  quide.
Alcali volatil.
Ether sulfurique.

Extrait de Saturne,
Eau-de-vie camphrée.
Huile essentielle de
  menthe.
Eau de fleurs d'orange.
Eau-de-vie.
Vinaigre.
Huile d'olive.
Miel.
Thé.
Fleurs de tilleul.
Feuilles d'oranger.
Anis.

Orge mondé.

Gomme arabique.

Farine de moutarde.

Farine de graine de lin.

Amadou.

Emplâtre-vésicatoire.

Il faut avoir soin de chauffer l'emplâtre, pour bien l'amollir, avant de l'appliquer sur la peau.

Sangsues.

Il faut les choisir longues et minces, afin qu'elles tirent plus de sang.

Avant de les appliquer sur la peau, on les mettra pendant une heure dans un linge sec ; pour s'en servir, on ouvrira le linge, et on posera les sangsues sur la partie où on veut qu'elles prennent, en les y maintenant avec la main pendant quelques minutes.

On peut encore poser les sangsues, en les mettant dans un verre que l'on applique sur la peau.

Il faut éviter, autant que possible, de toucher les sangsues avec les doigts, et avoir soin de bien laver la partie où on veut les appliquer. Il est quelquefois nécessaire, pour les engager à prendre,

de mouiller la peau avec du lait ou de l'eau sucrée, ou, mieux encore, de frotter la place avec un morceau de viande fraîche.

Charpie.

La charpie se fait avec de la toile que l'on effile. Il faut avoir soin que le linge dont on se sert soit blanc de lessive, et que la charpie, une fois faite, ne soit pas exposée à la poussière.

Compresses.

Les compresses se font avec des morceaux de toile, carrés ou longs, suivant le besoin, et pliés en deux ou en quatre, selon que le pansement nécessite que les compresses soient minces ou épaisses.

Bandes.

Les bandes doivent être de toile forte, larges de deux à trois travers de doigts, et longues depuis une aune jusqu'à sept ou huit, suivant le besoin. Il ne faut pas qu'il y ait d'ourlet aux bandes ; et lorsqu'on veut ajouter plusieurs bandes au bout l'une de l'autre, pour en faire une longue, on doit, pour les réunir, coudre à plat les deux toiles, afin que les coutures ne fassent pas d'épaisseur.

Attelles.

On donne le nom d'*attelles*
à des morceaux de bois où de
carton larges de deux à trois
travers de doigts, et longs
suivant le besoin.

Les attelles servent pour
maintenir les membres fracturés. On peut en faire avec
des lattes.

Ruban de fil.

Le ruban doit être large
d'un demi-pouce.

Pelote de fil.

On doit de préférence
prendre du fil de Bretagne,
et le cirer avant de s'en servir.

Seringues à lavemens.

Les seringues ordinaires servent à donner des lavemens.
Pour prendre un lavement,
on doit emplir exactement
la seringue; et pour s'assurer
si l'eau n'est pas trop chaude,
appliquer le corps de la seringue sur le milieu de la
joue; si la peau supporte la
chaleur, le lavement est au
degré convenable pour être
pris. On aura soin de graisser le bout de la canule, et
de l'introduire doucement
dans l'anus, afin de ne pas
blesser le fondement.

Seringue à injections.

Les seringues à injections
sont plus petites que celles
à lavemens: leur bout est
terminé en olive, et percé de
petits trous comme un arro-
soir; elles ne sont employées
que pour les femmes, qui
s'en servent en les introduisant dans la partie, le plus
avant possible, et en poussant le liquide dont la seringue aura été emplie. C'est un
moyen pour se laver exactement, et pour porter des
médicamens dans le vagin
et à la matrice, lorsque le
cas le nécessite.

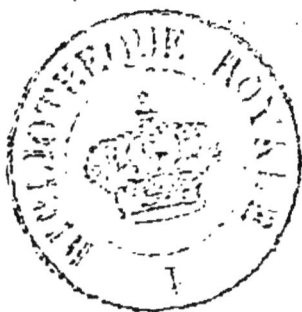